高等学校“十四五”医学规划新形态教材
基础医学系列

（供临床、基础、预防、护理、检验、口腔、药学等专业用）

医学形态学实验

（系统解剖学分册）

Yixue Xingtaixue Shiyan

（第3版）

主　　审　钟世镇

主　　编　黄文华　崔怀瑞

副主编　黄　飞　李　岩　柯荔宁

编　　者（按姓氏拼音排序）

崔怀瑞（温州医科大学）
丁茂超（温州医科大学）
黄　飞（滨州医学院）
黄文华（南方医科大学）
柯荔宁（福建医科大学）
李　岩（上海交通大学）
李泽宇（南方医科大学）
刘　欢（西南医科大学）
刘黎星（莆田学院）
磨洁琳（广西医科大学）
王明炎（厦门大学）
肖亮星（邵阳学院）
徐德国（南京中医药大学）
杨会营（首都医科大学）
张吉凤（暨南大学）
赵云鹤（山西医科大学）

编写秘书　贾　宁（延安大学）

中国教育出版传媒集团
高等教育出版社·北京

内容提要

本书分运动系统、内脏学、脉管系统、感觉器、神经系统和内分泌系统6篇，共24个实验。在第2版教材的基础上，本书优化了各项实验的内容，每一项实验包括实验要点、实验内容与方法、复习思考题、实验报告4个部分。实验要点突出需要重点观察的内容；实验内容与方法由浅入深地告诉学生在实验中如何入手，怎样根据标本的突出特点来确定其在正常人体中的方位，介绍本次实验所要观察的主要结构，特别是该结构的位置、观察的方法及主要事项；复习思考题重在拓展知识、启迪思维；实验报告是实验内容的回顾和总结。本书纸质内容与数字资源一体化设计，数字资源包括实体解剖标本图片、自测题、教学PPT等，既方便学生自学，又为各高等医学院校构建了良好的教学交流和资源共享平台。

本书适用于高等学校临床、基础、预防、护理、检验、口腔、药学等专业，是学生参加执业医师资格考试的必备书，也可供临床医务工作者和医学研究人员参考使用。

图书在版编目（CIP）数据

医学形态学实验．系统解剖学分册 / 黄文华，崔怀瑞主编．-- 3版．-- 北京：高等教育出版社，2024．12．-- ISBN 978-7-04-062419-9

Ⅰ．R32-33

中国国家版本馆CIP数据核字第2024P24C94号

策划编辑 尹 璐　　责任编辑 尹 璐　　封面设计 张 楠　　责任印制 存 怡

出版发行 高等教育出版社	网　　址 http://www.hep.edu.cn
社　　址 北京市西城区德外大街4号	http://www.hep.com.cn
邮政编码 100120	网上订购 http://www.hepmall.com.cn
印　　刷 保定市中画美凯印刷有限公司	http://www.hepmall.com
开　　本 889mm×1194mm 1/16	http://www.hepmall.cn
印　　张 8.75	版　　次 2015年8月第1版
字　　数 230千字	2024年12月第3版
购书热线 010-58581118	印　　次 2024年12月第1次印刷
咨询电话 400-810-0598	定　　价 29.80元

本书如有缺页、倒页、脱页等质量问题，请到所购图书销售部门联系调换

物 料 号 62419-00

新形态教材 · 数字课程（基础版）

医学形态学实验

（系统解剖学分册）

（第 3 版）

主编　黄文华　崔怀瑞

登录方法：

1. 电脑访问 http://abooks.hep.com.cn/62419，或微信扫描下方二维码，打开新形态教材小程序。
2. 注册并登录，进入“个人中心”。
3. 刮开封底数字课程账号涂层，手动输入 20 位密码或通过小程序扫描二维码，完成防伪码绑定。
4. 绑定成功后，即可开始本数字课程的学习。

绑定后一年为数字课程使用有效期。如有使用问题，请点击页面下方的“答疑”按钮。

新形态教材网 Abooks　　关于我们 | 联系我们　　登录/注册

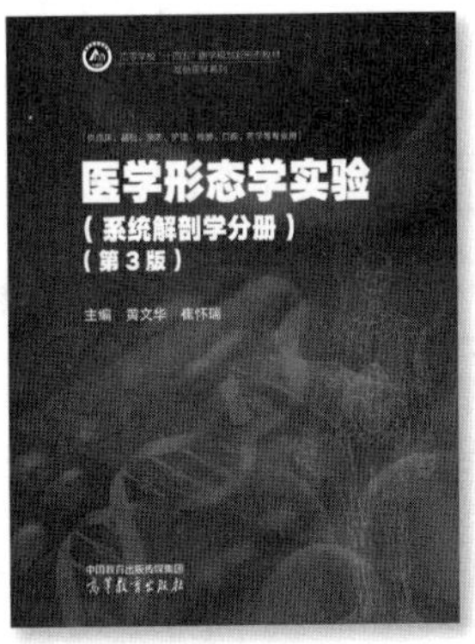

医学形态学实验（系统解剖学分册）（第 3 版）

黄文华　崔怀瑞

开始学习　　收藏

医学形态学实验（系统解剖学分册）（第 3 版）数字课程与纸质内容一体化设计，紧密配合。数字课程资源包括实体解剖标本图片、自测题、教学PPT等，丰富了知识的呈现形式，在提升学习效果的同时，为读者提供思维与探索的空间。

http://abooks.hep.com.cn/62419

“医学形态学实验（系统解剖学分册）”数字课程编委会

主　审　钟世镇

主　编　黄文华　崔怀瑞

副主编　黄　飞　李　岩　柯荔宁

编　者（按姓氏拼音排序）

崔怀瑞（温州医科大学）

丁茂超（温州医科大学）

黄　飞（滨州医学院）

黄文华（南方医科大学）

柯荔宁（福建医科大学）

李　岩（上海交通大学）

李泽宇（南方医科大学）

刘　欢（西南医科大学）

刘黎星（莆田学院）

磨洁琳（广西医科大学）

王明炎（厦门大学）

肖亮星（邵阳学院）

徐德国（南京中医药大学）

杨会营（首都医科大学）

张吉凤（暨南大学）

赵云鹤（山西医科大学）

编写秘书　贾　宁（延安大学）

前 言

《医学形态学实验（系统解剖学分册）》自发行以来被多所高等医学院校使用，受到同行和学生的好评。为全面落实《国务院办公厅关于加快医学教育创新发展的指导意见》精神，迅速适应高等医学教育改革趋势，切实满足教学需求，反映基础医学教改成果和学科发展，高等教育出版社组织高校基础医学领域的专家教授启动高等学校“十四五”医学规划新形态教材基础医学系列再版工作。

《医学形态学实验（系统解剖学分册）》第3版内容重点突出，语句精练，详略得当，满足国家执业医师资格考试的要求。本教材在编写过程中，吸收了前两版的经验，结合编者们的教学实践，注重与相关学科的联系和内容衔接。本教材强调通过实验教学活动，帮助学生进一步理解和掌握系统解剖学的基础理论、基础知识和基本技能，培养他们的洞察力、思辨力和创新力，这将为学生后续基础医学和临床医学课程的学习打下坚实的基础。

本教材以“纸质教材＋数字课程”的形式呈现，数字课程包括实体解剖标本图片、自测题、教学PPT等内容，与正文内容相对应的实体解剖标本图片用 标出，为学生提供了更丰富的学习资料，有助于解决系统解剖学实验教学中标本不足或不典型的问题，为学生提供了更便捷的学习途径，也为各高等医学院校提供了一个良好的教学交流和资源共享平台。

本教材经南方医科大学钟世镇院士审阅和指导，编委为来自全国十余所高等医学院校长期从事人体解剖学教学工作的教授，他们以认真负责的态度编写书稿，并对其进行精益求精的审校，以确保教材传达正确的世界观、科学观和方法论。由于团队的水平有限，内容难免存在疏漏，衷心希望同行及使用本教材的教师和学生提供宝贵建议，共同促进教材的不断完善，更好地为学生和教师提供参考和指导。感谢各界的支持与帮助，期待与大家共同努力，造福医学教育事业。

2024年5月

目录

第一篇 运动系统

实验一
骨学总论和躯干骨

关键词

骨　躯干骨　位置　形态

人体有206块骨，为何形态各异？人是如何长高的？为何老年人跌倒了容易骨折而年轻人不容易骨折？骨折后骨如何愈合？本实验将引导你去揭开谜底。本实验内容是骨标本的观察，其关键是观察骨骼标本时，要对照教材中的插图及教师的讲解，按照解剖学方位进行形态描述，并在同学之间进行各重要骨性标志的活体摸认。

【实验要点】

1. 骨的分类及构造。
2. 椎骨的一般形态及各部椎骨和骶骨的主要形态特点。
3. 胸骨和肋的形态，胸廓的组成。
4. 能在活体上摸准隆椎、胸椎和腰椎棘突，胸骨角；能确定肋骨的序数。

【实验内容与方法】

ⓔ图1-1 骨的分类

ⓔ图1-2 顶骨的骨质

ⓔ图1-3 肱骨冠状面

（一）骨总论

1. 骨的形态分类　首先在人体骨架标本上观察长骨、短骨、扁骨和不规则骨的分布概况，然后在教师的指导下，选取有代表性的各类骨详细观察。

长骨：分布于四肢，呈长管状，分一体两端，骨干内有骨髓腔。典型的如肱骨和胫骨。

短骨：呈立方体，典型的如腕骨和跗骨。

扁骨：呈板状，典型的如胸骨和顶骨。

不规则骨：呈不规则形，如椎骨和上颌骨。

颅顶扁骨：内、外层均为骨密质，中间的骨松质为板障。

2. 骨的构造　在新鲜猪股骨、胫骨或肱骨（冠状面）标本上观察。

骨质：骨密质质地致密，耐压性较大，位于骨的表层；骨松质呈海绵状，位于骨的内部。骨松质内骨小梁交错排列形成网眼。

骨髓：骨髓腔居长骨体内，含黄骨髓（猪骨髓为白色）。网眼内含红骨髓。

骨膜：骨外膜较厚，位于关节面以外的骨外表面。

骺软骨或骺线：在长骨干与两端骺的结合处寻找骺软骨或骺线，了解其发生及作用。

3. 骨的理化性质　用手指捻捏煅烧骨，极易破碎，借此理解无机质的特性；取出脱钙骨，其外形未见改变，如用手触摸、扭转此肋骨，发现可打结，说明有机质的弹性和韧性。

ⓔ图1-4 胸椎上面观

（二）躯干骨

1. 椎骨

（1）椎骨的一般结构

1）解剖方位确定：取胸椎标本观察，大的圆柱体结构为椎体，朝前放置，其后方的突起为棘突，其尖朝向后下。

2）形态结构观察：每一椎骨通常由椎体、椎弓及由椎弓发出的7个突起组成。

椎体：居前，呈短圆柱形。

椎弓：椎体后方的弓形骨板。

椎孔：椎体与椎弓共同围成椎孔。

椎管：全部椎孔贯通在一起便形成椎管。

椎弓根：椎弓上与椎体相连接的部分为椎弓根。椎弓根的上、下缘处凹陷，分别称为椎上切迹和椎下切迹。

椎间孔：相邻椎骨的上、下切迹共同围成椎间孔，可以将手中的椎骨呈上下位放置后从侧面观察，或从整体脊柱标本的侧面观察，并用镊子从椎间孔伸入椎管，体会两者之间的关系。在活体及大体标本，椎间孔内有脊神经和血管通过。

椎弓板：椎弓根向后扩展变宽的部分为椎弓板。

突起：椎弓有 7 个突起。一个向后的突起称棘突，一对伸向两侧的突起称横突，一对向上的突起称上关节突，一对向下的突起称下关节突。上、下关节突都有光滑的关节面。将手中的椎骨呈上下位放置或从整体脊柱标本的侧面观察相邻椎骨的上、下关节突是如何接触的。

（2）各部椎骨的特点

1）颈椎：共 7 块，除第 1、2 及第 7 颈椎有较特殊的形态外，其他颈椎均具有一些共同特点。

A. 颈椎的共同特点：椎体较小，椎孔大且呈三角形。横突基部有一小孔，名为横突孔；第 2～6 颈椎棘突粗短，末端常有分叉。

B. 特殊颈椎

第 1 颈椎：又名寰椎，呈环状。在观察过程中确定手中所持标本的解剖学方位，可见前弓较短，后面正中有齿突凹。两个侧块的上下均有关节面，其中凹窝较深的为上关节面。后弓较长。

第 2 颈椎：又名枢椎，其主要特点是椎体有一向上的突起，为齿突。

第 7 颈椎：又名隆椎，棘突较长，其末端变厚而不分叉，当头向前屈颈时，可在活体上触摸到，常作为计数椎骨序数及针灸取穴的骨性标志。

ⓔ图 1-5 寰椎上下面观
ⓔ图 1-6 枢椎上面观和侧面观
ⓔ图 1-7 隆椎上面观

2）胸椎：共 12 块，其主要特点为棘突较长，向后下方倾斜，呈叠瓦状排列。

肋凹：椎体两侧和横突上，与肋骨相接的关节面。

棘突：较长，斜向后下方，互相掩盖，呈叠瓦状排列。

在实习过程中将相邻的两块胸椎按照解剖学方位上下放置在一起，然后将一肋骨的后端与它们靠在一起，观察它们之间是如何连接的。

ⓔ图 1-8 脊柱侧面观

3）腰椎：共 5 块，其主要特点为椎体特别肥大，棘突呈板状，水平向后伸。

ⓔ图 1-9 腰椎侧面观

4）骶骨：成人骶骨由 5 个骶椎融合而成。

A. 解剖方位确定：骶骨的形态呈底朝上、尖朝下的三角形，前面略凹而光滑，后面粗糙不平。

B. 形态结构观察

ⓔ图 1-10 骶骨前后面观

骶骨底：为骶骨上端的宽阔部。

骶骨尖：向下与尾骨相接。

岬：为骶骨前缘中份向前隆凸部分，为女性骨盆测量的重要标志。

耳状面：骶骨两侧的关节面与髂骨构成骶髂关节。

骶前孔：骶骨前面可见 4 对孔。

骶后孔：骶骨后面可见 4 对孔。

骶管：为一纵贯骶骨的管道，该管下端的三角裂孔是骶管裂孔。

骶角：在骶管裂孔下部两侧各有一向下的突起称为骶角，可在活体上触摸到。

用镊子或探针认真体会骶前、后孔与骶管的关系。在大体标本观察骶前、后孔有脊神经通过。

5）尾骨：由 3～4 块尾椎融合而成。尾骨呈底朝上、尖朝下的三角形，上接骶骨尖。

2. 胸骨　通过整体骨架标本或触摸自体胸前正中部分观察或体会胸骨的位置。在实习过程中将胸骨放置于解剖学方位，即上宽下尖，前面略突起。自上而下分为胸骨柄、胸骨体和剑突三部分。

ⓔ图 1-11 胸骨前面观和侧面观

胸骨柄：上缘正中的切迹为颈静脉切迹，在活体上能触摸到。

胸骨体：胸骨中部呈长方形。

剑突：薄而狭长，形状不一，有的穿孔，或末端分叉。

胸骨角：胸骨柄、体相接处形成突向前方的横行隆起，能在活体上触摸到，其两侧接第 2 肋软骨，是计数肋序数的重要标志。

ⓔ图 1-12 肋骨

3. 肋　由肋骨和肋软骨构成，共 12 对。

首先确定手中所持肋骨的解剖学方位。肋骨分为前、后两端及中部的体三部分。

前端：扁平且较宽，借肋软骨与胸骨相连。

体部：在内侧面近下缘处有一浅沟，称肋沟，肋间血管和神经沿此走行。

后端：为肋头，有关节面与邻近两胸椎体肋凹相接。肋头的外侧有肋结节，其上有关节面与胸椎横突肋凹相关节。

（李泽宇）

复习思考题

1. 骨折后，骨是如何愈合的？
2. 骨髓有哪几种？在发育过程中有何变化？

数字课程学习……

自测题　教学 PPT

实验报告

1. 在新鲜的猪股骨（冠状面）标本上，能看到哪些结构？

2. 所有的椎骨混合堆放在实验台上，根据哪些解剖特征可以准确地分辨出颈椎、胸椎和腰椎，比较它们的形态差异并填入表格。

名称	颈椎	胸椎	腰椎
椎体			
椎孔			
横突			
棘突			

3. 在活体上，计数椎骨和肋的体表标志有哪些？

4. 看图填空。

1. ____________ 2. ____________ 3. ____________ 4. ____________

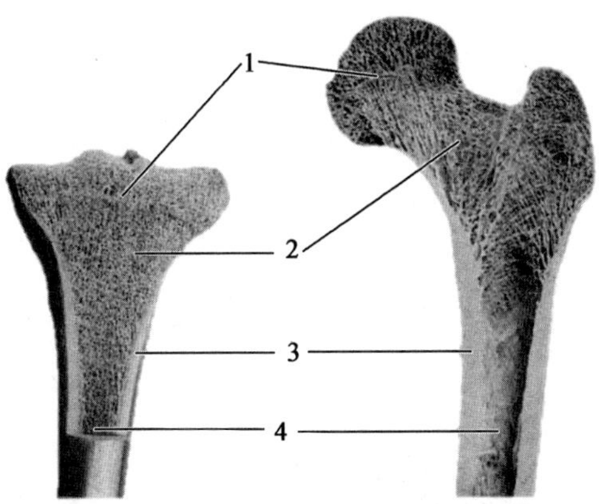

股骨、胫骨上端冠状切面

实验二
颅骨

关键词

骨　　颅骨　　位置　　形态

颅骨有23块，为何形态各异？为何颅底骨折多发生于颅前窝的筛板和颅中窝的鼓室盖？为何颅骨骨折后会形成脑脊液鼻漏和耳漏？为何颅内的感染、肿瘤等会蔓延到多个相邻部位？本实验将引导你去揭开谜底。本实验内容是颅骨标本的观察，其关键是观察标本时，要对照教材中的插图及教师的讲解，按照解剖学方位进行形态描述，并在同学之间进行各重要骨性标志的活体摸认。

【实验要点】

1. 脑颅骨、面颅骨的名称、位置。
2. 颅骨整体观及颅底内面观的主要孔道和结构。鼻旁窦的名称、位置和开口。
3. 新生儿颅的特征。
4. 颅骨主要骨性标志。
5. 能在活体上摸准乳突、颧弓、下颌角、眉弓和枕外隆凸。

【实验内容与方法】

颅骨有23块，彼此连接成颅，以眉弓、颧弓、外耳门上缘和枕外隆凸连线为界，分为脑颅和面颅。

（一）脑颅骨

脑颅骨有8块，包括成对的颞骨和顶骨，不成对的额骨、筛骨、蝶骨和枕骨。

1. 额骨　分3部：额鳞、眶部、鼻部。

2. 顶骨　位于颅顶中部，呈四边形。

3. 枕骨　位于颅后下部。主要结构为：枕骨大孔、枕髁、枕外隆凸。

4. 筛骨　分3部：①筛板：呈水平位，构成鼻腔的顶，板上有筛孔。②垂直板：居正中矢状位，构成骨性鼻中隔的上部。③筛骨迷路：位于垂直板的两侧，内含筛窦；迷路内侧壁上有2个卷曲的小骨片，即上鼻甲和中鼻甲。

5. 蝶骨

（1）分部：体、大翼、小翼、翼突。

（2）各部分的主要结构：蝶骨体（蝶窦、蝶鞍、垂体窝），蝶骨大翼（圆孔、卵圆孔、棘孔），蝶骨小翼（视神经管），蝶骨大翼与小翼之间（眶上裂），蝶骨翼突（翼腭管）。

6. 颞骨

（1）分部：颞鳞、鼓部、岩部。

（2）各部分的主要结构：颞鳞（下颌窝、关节结节），岩部（三叉神经压迹、内耳门、颈动脉管、茎突、乳突）。

ⓔ图1-13 额骨前面观

ⓔ图1-14 枕骨上下面观

ⓔ图1-15 筛骨上下面观

ⓔ图1-16 蝶骨前后面观和上面观

ⓔ图1-17 颞骨内外面观和剖面观

（二）面颅骨

面颅骨有15块，包括成对的上颌骨、腭骨、颧骨、鼻骨、泪骨和下鼻甲骨，不成对的犁骨、下颌骨和舌骨。

1. 下颌骨

（1）分部：下颌体、下颌支。

（2）各部分的主要结构：下颌体（颏孔、下颌角、颏棘），下颌支（下颌孔、冠突、髁突、下颌头、下颌颈、下颌管）。

2. 舌骨　分为3部：体、大角、小角。

3. 犁骨　为斜方形骨板，构成骨性鼻中隔后下份。

ⓔ图1-18 下颌骨前后面观

ⓔ图1-19 舌骨前面观

4. 鼻骨　位于鼻背，呈长方形，上宽下窄，构成鼻背的基础。

5. 泪骨　位于眶内侧壁的前份，为非薄的小骨片。

ⓔ图1-20 腭骨后面观和内面观
ⓔ图1-21 上颌骨前面观和内面观

6. 下鼻甲骨　为附于骨性鼻腔外侧壁的1对卷曲薄骨片。

7. 颧骨　位于上颌骨的外上方，呈菱形。

8. 腭骨　位于上颌骨腭突与蝶骨翼突之间。分2部：水平板和垂直板。

9. 上颌骨　成对，位于面颅的中央。内有大的含气腔，称上颌窦。

（三）颅的整体观

1. 颅顶面观

（1）主要结构：矢状缝、冠状缝、人字缝。

（2）颅盖骨的构成：额骨、颞骨、枕骨的鳞部及顶骨。

（3）颅盖骨的特点：由内板、外板2层骨密质和其间的骨松质（板障）构成。内板较薄，易发生骨折。

ⓔ图1-22 颅底内面观

2. 颅底内面观

（1）颅前窝主要结构：额嵴、盲孔、筛孔、鸡冠。

（2）颅中窝主要结构：垂体窝、视神经管、眶上裂、圆孔、卵圆孔、棘孔、破裂孔、脑膜中动脉沟、颈动脉管内口、三叉神经压迹、蝶鞍。

（3）颅后窝主要结构：内耳门、颈静脉孔、舌下神经管、枕内隆凸、乙状窦沟、横窦沟、斜坡、枕骨大孔。

ⓔ图1-23 颅底外面观

3. 颅底外面观　主要结构包括下颌窝、关节结节、颈静脉孔、颈动脉管外口、髁管、茎突、乳突、茎乳孔、枕髁、腭大孔、切牙孔、枕外隆凸、上项线、下项线。

4. 颅的侧面观

ⓔ图1-24 颅的侧面观

（1）主要结构：外耳门、乳突、颧弓、翼点、颞窝、颞下窝、翼腭窝、翼腭管、下颌角、下颌头。

（2）翼点：位于额、蝶、颞、顶四骨汇合处，呈“H”形。该处骨质薄弱，内面有脑膜中动脉前支经过。

ⓔ图1-25 颅的前面观

5. 颅的前面观

（1）额区：为眶以上的部分，由额鳞组成。眉弓和眉间都是重要的体表标志。

（2）眶：形态为四棱锥体形，由底、尖、上壁、下壁、内侧壁、外侧壁构成。主要骨性标志为眶上孔或眶上切迹、眶下孔、视神经管、泪囊窝、眶上裂、眶下裂。

（3）骨性鼻腔

1）鼻中隔：由筛骨垂直板、犁骨、鼻中隔软骨构成。

2）鼻腔外侧壁：由上、中、下鼻甲，上、中、下鼻道，蝶筛隐窝构成。

（4）鼻旁窦：位于鼻腔周围的颅骨内（上颌骨、额骨、筛骨、蝶骨）含气空腔，均开口于鼻腔。各对鼻旁窦的位置、开口如下。

1）蝶窦：位于蝶骨，开口于蝶筛隐窝。

2）筛窦：位于筛骨，分前、中、后筛窦三群，前、中群开口于中鼻道，后群开口于上鼻道。

3）额窦：位于额骨，开口于中鼻道。

4）上颌窦：位于上颌骨，开口于中鼻道。

（5）骨性口腔：由上颌骨、腭骨和下颌骨围成。

（四）新生儿颅的特征

颅囟：颅顶各骨尚未完全发育，骨缝间由结缔组织膜封面，在多骨交接处，间隙的膜较大，称颅囟（又称囟门），有前囟（又称额囟）、后囟（又称枕囟）、蝶囟和乳突囟。前囟在出生后 1～2 岁闭合，其余各囟在出生后 2～3 个月闭合。

ⓔ图 1-26 新生儿颅的下面观和侧面观

（李泽宇）

复习思考题

1. 为何颅底骨折后会形成脑脊液鼻漏和耳漏？
2. 为何脑疝好发于枕骨大孔？

数字课程学习……

自测题　教学 PPT

实验报告

1. 简述颅中窝的孔裂及通过的结构。

2. 试述翼点的围成，此处骨折有可能引发何种严重后果？

3. 请在自己体表找到下列骨性标志：乳突、颧弓、下颌角、眉弓、眉间、枕外隆凸。

4. 新生儿颅有何形态特征？画一新生儿颅。

实验三

四肢骨

关键词

骨　　四肢骨　　位置　　形态

四肢骨包括上肢骨和下肢骨，共 126 块，各骨的形态如何？左右如何区分？骨折多发于何处？本实验将引导你去揭开谜底。本实验内容是四肢骨标本的观察，其关键是观察标本时，要对照教材中的插图及教师的讲解，按照解剖学方位进行形态描述，并在同学之间进行各重要骨性标志的活体摸认。

【实验要点】

1. 上肢骨的组成、分部，锁骨、肩胛骨、肱骨、桡骨、尺骨的位置和主要形态结构。
2. 下肢骨的组成、分部，髋骨、股骨、髌骨、胫骨、腓骨的位置和主要形态结构。
3. 能在活体上摸准重要的骨性标志。

【实验内容与方法】

四肢骨包括上肢骨和下肢骨。上、下肢骨分别由与躯干相连接的肢带骨和自由肢骨组成。上肢骨每侧有32块，共64块；下肢骨每侧有31块，共62块。

（一）上肢骨

1. 上肢带骨

ⓔ图1-27 锁骨上下面观

（1）锁骨：位于胸廓前上方，呈"～"形。内侧端粗大，称胸骨端，与胸骨柄相关节；外侧端扁平，称肩峰端，与肩峰相关节。骨折多发生在中、外1/3交界处。

ⓔ图1-28 肩胛骨前后面观

（2）肩胛骨：位于胸廓后外侧的上份，介于第2～7肋骨之间。

1）两面：腹侧面（肋面）、背侧面（肩胛冈、肩峰）。

2）三缘：内侧缘（脊柱缘）、外侧缘（腋缘）、上缘（外侧端有喙突）。

3）三角：上角（平对第2肋）、下角（平对第7肋）、外侧角（关节盂、盂上结节、盂下结节）。

4）三窝：肩胛下窝，冈上窝、冈下窝。

2. 自由上肢骨

ⓔ图1-29 肱骨前后面观

（1）肱骨：位于上臂，是上肢中最长的长骨，分一体两端。

1）上端：肱骨头、大结节、小结节、大结节嵴、小结节嵴、结节间沟、解剖颈、外科颈。

2）体部：三角肌粗隆、桡神经沟、外科颈（易发生骨折）。

3）下端：尺神经沟、肱骨小头、肱骨滑车、内上髁、外上髁、鹰嘴窝、冠突窝。

（2）桡骨：位于前臂外侧，分一体两端。

ⓔ图1-30 尺桡骨前后面观

1）上端：桡骨头、桡骨颈、桡骨粗隆。

2）下端：桡骨茎突、尺切迹、腕关节面。

（3）尺骨：位于前臂内侧，分一体两端。

1）上端：滑车切迹、鹰嘴、尺骨粗隆、冠突、桡切迹。

2）下端：尺骨茎突、尺骨头。

ⓔ图1-31 手骨前后面观

（4）手骨：包括腕骨、掌骨和指骨3部分。

1）腕骨：8块，属短骨。

近侧列：手舟骨、月骨、三角骨、豌豆骨。

远侧列：大多角骨、小多角骨、头状骨、钩骨。

（注意排列顺序，由桡侧向尺侧排序。记忆口诀：舟月三角豆，大小头状钩。）

2）掌骨：5块，属长骨，分为掌骨底（近侧端）、掌骨体、掌骨头（远侧端）。

3）指骨：14块，属长骨，分为近节指骨（第1指骨）、中节指骨（第2指骨）、远节指骨（第3指骨）。

注意：拇指指骨只有两节，即近节指骨（第 1 指骨）、远节指骨（第 2 指骨）。

（二）下肢骨

1. 下肢带骨 髋骨：属于不规则骨，由髂骨、耻骨和坐骨组成。

（1）髂骨的结构：髂嵴、髂前上棘、髂前下棘、髂后上棘、髂后下棘、髂结节、弓状线、髂窝、髂粗隆。

ⓔ图 1-32
髋骨内外面观

（2）坐骨的结构：坐骨大切迹、坐骨棘、坐骨小切迹、坐骨结节。

（3）耻骨的结构：耻骨梳、耻骨嵴、耻骨结节、耻骨联合面。

（4）耻骨与坐骨围成的结构：闭孔。

（5）髂骨体、坐骨体和耻骨体围成的结构：髋臼。

2. 自由下肢骨

ⓔ图 1-33
股骨前后面观

（1）股骨：位于大腿，是人体最长的长骨，分一体两端。

1）上端：股骨头、股骨头凹、股骨颈、大转子、小转子、转子间嵴、转子间线。

2）体部：臀肌粗隆、粗线、耻骨肌线、腘面。

3）下端：内侧髁、外侧髁、内上髁、外上髁、髌面、髁间窝、收肌结节。

ⓔ图 1-34
髌骨前后面观

（2）髌骨：人体最大的籽骨，位于股四头肌腱内，上宽下窄。

（3）胫骨：属长骨，位于小腿内侧，分一体两端。

1）上端：内侧髁、外侧髁、髁间隆起、胫骨粗隆。

2）体部：呈三棱柱形，比目鱼肌线。

3）下端：内踝。

ⓔ图 1-35
胫腓骨前后面观

（4）腓骨：位于小腿外侧，分一体两端。

主要结构：腓骨头、腓骨颈、外踝。

（5）足骨：包括跗骨、跖骨和趾骨。

1）跗骨：有 7 块，属短骨，分为距骨、跟骨、足舟骨、骰骨、楔骨。（记忆口诀：上距下跟舟骰外，楔一楔二楔三外）

ⓔ图 1-36
足骨前后面观

2）跖骨：有 5 块，属长骨，分为底（近侧端）、体、头（称滑车，在远侧端）三部。

3）趾骨：有 14 块，属长骨。

（刘 欢）

复习思考题

1. 四肢骨易骨折部位有哪些？
2. 髋臼与肩胛骨关节盂在形态上有哪些差异？根据形态与功能相统一的观点，理解其功能的差异。

数字课程学习……

自测题 教学 PPT

实验报告

1. 简述肩胛骨的形态结构。

2. 上肢有哪些重要骨性标志？

3. 下肢有哪些重要骨性标志？

4. 看图填空。

1. ________ 2. ________ 3. ________ 4. ________ 5. ________

6. ________ 7. ________ 8. ________ 9. ________ 10. ________

11. ________

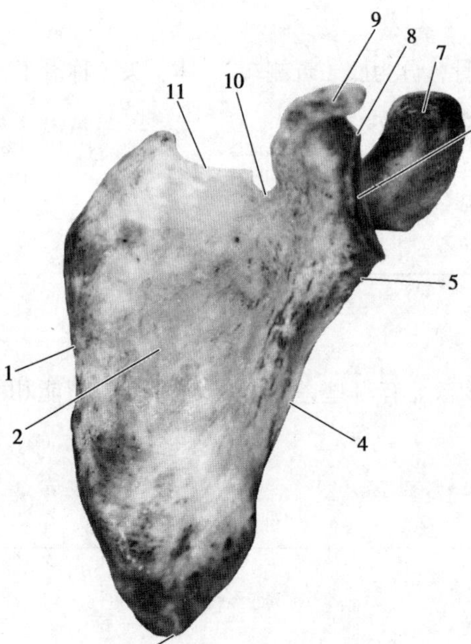

肩胛骨前面观

实验四

关节学总论、躯干骨和颅骨的连结

关键词

骨连结　滑膜关节　结构　躯干骨连结　颅骨连结

人体中有各种骨连结，为何形态结构各异？椎间盘突出为何常发生于腰部？颈椎病的发病机制是什么？“鸡胸”“桶状胸”是何种原因导致的？颞下颌关节为何容易发生前脱位？该如何复位？本实验将引导你去揭开谜底。本实验内容是躯干骨连结及颅骨连结标本的观察，其关键是通过对脊柱和胸廓的学习建立整体意识，理解形态与功能相适应这一观点；结合全身骨架和分离的骨连结标本，按照解剖学方位对具体连结进行形态观察和描述，区分直接连结与间接连结，回顾不同类型连结的形态及作用，初步理解关节损伤的常见部位及结构。

【实验要点】

1. 骨连结的两种类型：直接连结与间接连结。
2. 关节的基本结构和辅助结构，关节的运动，关节的分类。
3. 椎骨连结（椎间盘、前纵韧带、后纵韧带和黄韧带的位置和形态）。
4. 脊柱的构成、整体观及运动。
5. 胸廓的构成、整体观及运动。
6. 颞下颌关节的构成、结构特点及运动。

【实验内容与方法】

（一）关节学概述

1. 定义　骨与骨之间借纤维结缔组织、软骨或骨相连结，形成骨连结。

2. 分类　对比骨架，尝试在不同的骨连结标本上辨认不同的连结类型，理解各类连结的形态。

（1）直接连结：在观察直接连结标本时可将双手放在连结的2块骨上轻轻用力，观察骨与骨间无缝隙，牢固不可动或活动度小。

1）纤维连结：两骨之间以纤维结缔组织相连结（韧带连结、缝）。在脊柱矢状切标本上用镊子挑认连结椎骨棘突的棘上韧带等；在幼儿整颅标本上，用手触摸位于相邻顶骨间、顶骨与额骨间的少量结缔组织（缝）。

2）软骨连结：两骨之间借软骨相连结（透明软骨结合、纤维软骨结合）。在去除颅盖的幼儿颅标本上，观察蝶骨与枕骨间的透明软骨结合；取脊柱矢状切标本观察椎间盘（纤维软骨结合）。

3）骨性结合：两骨间以骨组织连结（骶椎骨、髋骨髋臼）。观察骶骨，理解骶椎之间的骨性结合。

（2）间接连结（又称关节或滑膜关节）：相对的骨面间有充以滑液的腔隙。

3. 关节

（1）关节的基本结构：取剖开关节囊的肩关节或髋关节进行观察。

1）关节面：参与组成关节的各相关骨的接触面（关节头、关节窝），可见其表面覆盖有关节软骨，光滑而有弹性。

2）关节囊：由纤维结缔组织膜构成，包括外层（纤维膜）和内层（滑膜）。注意观察关节囊的厚薄和松紧程度，对比肩关节和髋关节囊，理解囊的厚薄、松紧与功能之间的关系。

3）关节腔：由关节囊滑膜层和关节面围成的密闭腔隙，有滑液，呈负压。

（2）关节的辅助结构：观察剖开的髋关节、膝关节和颞下颌关节标本。

1）韧带：囊外韧带、囊内韧带。

2）关节盘和关节唇：均为软骨形成的结构。观察去除关节囊外侧部（矢状切）的颞下颌关节标本，在颞骨与下颌头之间可见关节盘；观察剖开关节囊的髋关节，可见附着于髋臼周缘的关节唇。

3）滑膜襞和滑膜囊。

（3）关节的运动：移动，屈、伸，收、展，旋转（旋内、旋外，旋前、旋后），环转。

（4）关节的分类

1）单轴关节：屈戌关节（滑车关节）——观察肱尺关节、指间关节；车轴关节——观察寰枢关节。

2）双轴关节：椭圆关节——观察桡腕关节；鞍状关节——观察第一腕掌关节。

3）多轴关节：球窝关节——观察肩关节或髋关节；平面关节——观察跗跖关节。

（二）躯干骨的连结

1. 脊柱 观察骨架，理解组成。脊柱由躯干骨的 24 块椎骨、1 块骶骨和 1 块尾骨借骨连结形成，构成人体中轴，上端承载颅，下端连接肢带骨。

（1）椎骨间的连结：包括椎体之间、椎弓之间的连结。

1）椎间盘：在脊柱矢状切标本上观察。椎间盘位于椎体之间，在椎间盘水平面上可见其由中央部的髓核和周围部的纤维环构成。椎间盘共 23 个，各部椎间盘厚薄不一，以中胸部最薄，颈部较厚，腰部最厚。临床意义：纤维环破裂时，髓核向后外侧脱出，突入椎管或椎间孔，压迫相邻的脊髓或神经根，引起牵涉痛，临床称为椎间盘突出症。

ⓔ图 1-37
椎间盘

2）韧带：观察完整的脊柱标本和沿椎弓根作冠状切的脊柱标本，根据位置找出韧带。前纵韧带（紧贴于椎体前面的纵行韧带，宽而坚韧，防止脊柱过度后伸和椎间盘向前脱出）、横突间韧带（位于相邻椎骨横突间）、后纵韧带（位于椎管内、椎体后面，窄而薄）、黄韧带（位于椎管内、相邻两椎弓板间，参与构成椎管后壁，为椎管穿刺的必经结构）、棘间韧带（位于相邻棘突间）、棘上韧带（位于胸、腰、骶椎棘突尖之间），后 4 条韧带共同限制脊柱过度前屈。

ⓔ图 1-38
脊柱上的韧带

3）关节：在骨架上找到相应关节观察关节面，理解其活动度及运动。

A. 关节突关节：是由相邻椎骨的上、下关节突构成的关节。每个关节的活动度较小，且颈椎、胸椎、腰椎的关节面方向及活动角度不同，但全部椎间关节共同作用，活动度可大大增加。

B. 寰枢关节：观察寰枢关节标本，从关节后面找到位于齿突后方的寰椎横韧带，理解寰枢关节的 3 部分，即寰齿前关节（于枢椎齿突与寰椎齿突凹之间）、寰齿后关节（于枢椎齿突与寰椎横韧带之间）、寰枢外侧关节（由寰椎侧块下关节面与枢椎上关节面构成）。此关节支持头做左右旋转动作。

C. 寰枕关节：观察寰枕关节标本，由寰椎的上关节面与枕骨髁构成，关节囊松弛，前后有韧带加强，可以支持头的俯仰和侧屈运动。

（2）脊柱的整体观：在完整骨架上进行观察。

1）前面观：随颈椎、胸椎、腰椎的椎体自上而下负载增加而逐渐加宽。

2）后面观：颈椎棘突短而分叉，近水平位；胸椎棘突细长，斜向后下方，呈叠瓦状排列；腰椎棘突呈板状，水平伸向后方。

3）侧面观：有颈曲、胸曲、腰曲和骶曲 4 个生理弯曲，注意弯曲的方向和曲度。

（3）脊柱的运动：屈、伸、侧屈、旋转、环转。

2. 胸廓 在骨架上观察。胸廓由 12 块胸椎、12 对肋、1 块胸骨借骨连结共同构成，胸廓的主要关节有肋椎关节和胸肋关节。

（1）肋椎关节：观察肋与脊柱连结的标本。肋椎关节为肋后端与胸椎之间的关节，包括肋头关节和肋横突关节。

（2）胸肋关节：观察肋与胸骨连结的标本。在冠状切面上可见胸肋关节，其由第 2 至 7 肋软骨与胸骨相应的肋切迹构成，前后有韧带加强，属微动关节。

（3）胸廓的整体观：在完整的骨架上观察。胸廓近似圆锥形，上窄下宽，前后略扁，有上下两口。

1）上口：由胸骨柄上缘、第1肋、第1胸椎椎体围成，较规则。

2）下口：由第12胸椎、第11及12对肋前端、肋弓和剑突围成，不规则。

3）前壁：由胸骨、肋软骨、肋骨前端构成。

4）后壁：由胸椎、肋角内侧部分的肋骨构成。

5）外侧壁：由肋骨体构成。

6）胸骨下角：由两侧肋弓在中线构成向下开放的夹角。

7）剑肋角：剑突将胸骨下角分为左、右剑肋角（剑突与肋弓的夹角）。

（4）胸廓的功能：保护、支持，参与呼吸运动。

（三）颅骨的连结

1. 直接连结　在整体颅标本、水平锯开的颅标本、正中矢状锯开的颅标本及新生儿颅标本上进行观察。

（1）颅骨的缝：冠状缝、矢状缝、人字缝和蝶顶缝等。

（2）颅骨的软骨结合：蝶枕软骨结合、蝶岩软骨结合、岩枕软骨结合。

（3）颅骨的骨性结合。

ⓔ图1-39 颞下颌关节

2. 颞下颌关节　结合完整的颞下颌关节标本和颞下颌关节矢状切面标本进行观察。

（1）构成：下颌骨的下颌头、颞骨的下颌窝和关节结节。

（2）结构特点：关节囊松弛，前份较薄弱，易发生前脱位；关节囊外侧有外侧韧带加强；关节囊内有关节盘（矢状切面呈“S”形）将关节腔分为上、下两部分。

（3）运动（联动关节）：上提与下降下颌骨（发生在下关节腔），前进与后退下颌骨（发生在上关节腔），侧方运动下颌骨。

（磨洁琳）

复习思考题

1. 椎间盘突出为何常发生于腰部？
2. 颞下颌关节为何容易发生前脱位？该如何复位？

数字课程学习……

自测题　教学PPT

实验报告

1. 简述骨连结的分类。

2. 简述滑膜关节的基本结构。

3. 颞下颌关节的结构与功能有何特点？其运动与椭圆关节有何不同？

4. 看图填空。

1. ________ 2. ________ 3. ________ 4. ________ 5. ________

6. ________ 7. ________ 8. ________ 9. ________ 10. ________

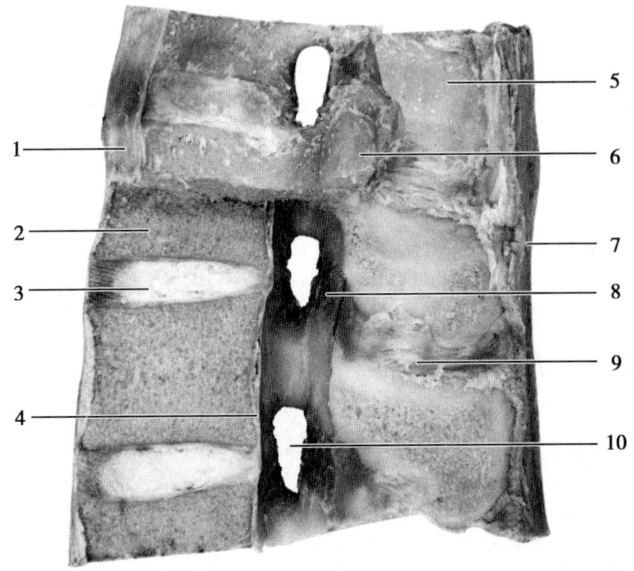

脊柱的连结（脊柱矢状切面）

实验五

四肢骨的连结

关键词

四肢骨连结　　关节　　结构

肩关节为何易发生肱骨头向下脱位？何为肩周炎？肘关节发生脱位时，肱骨内、外上髁和尺骨鹰嘴三点位置关系是如何发生改变的？膝关节半月板是如何损伤的？哪一侧损伤比较多？踝关节损伤易损伤哪一侧的副韧带？本实验将引导你去揭开谜底。本实验内容是四肢骨关节标本的观察，其关键是观察标本时，要对照教材中的插图及教师的讲解，按照解剖学方位进行形态观察和描述。

【实验要点】

1. 肩关节、肘关节、腕关节的构成、结构特点和运动。
2. 髋关节、膝关节、踝关节的构成、结构特点和运动。
3. 骨盆的组成、分部及骨盆的性别差异。

【实验内容与方法】

（一）上肢骨的连结

上肢骨连结包括上肢带骨连结和自由上肢骨连结。

1. 上肢带骨连结

e 图 1-40
胸锁关节

（1）胸锁关节

1）构成：锁骨的胸骨端、胸骨的锁切迹、第 1 肋软骨上面。

2）结构特点：关节囊坚韧，关节盘将关节腔分为外上、内下两部分。

（2）肩锁关节

1）构成：锁骨的肩峰端、肩峰关节面。

2）结构特点：为平面关节，有囊外韧带（肩锁韧带、喙锁韧带）加强。

（3）喙肩韧带：连于喙突和肩峰之间，与喙突、肩峰构成喙肩弓。

2. 自由上肢骨连结

e 图 1-41
肩关节前面观和冠状切面

（1）肩关节（盂肱关节）

1）构成：肱骨头、肩胛骨关节盂。

2）结构特点

A. 关节面：肱骨头大，关节盂小而浅（只容纳肱骨头的 1/4 ~ 1/3）。

B. 关节囊：薄而松弛，周围有韧带和肌腱加强。但关节囊下壁无韧带和肌腱加强，是关节囊的薄弱处。

C. 关节唇：即关节盂唇，附着在关节盂的周围，可加深关节窝，增加关节窝面积。

D. 韧带：囊内无韧带，但关节囊内有肱二头肌长头肌腱穿行。囊外韧带少、细小、薄弱，有喙肱韧带、喙肩韧带。

3）运动：三轴运动——屈伸，收展，旋内、旋外、环转。

（2）肘关节

1）构成（三组关节）

e 图 1-42
肘关节前后面观和矢状切面

A. 肱尺关节：由肱骨滑车、尺骨滑车切迹构成。

B. 肱桡关节：由肱骨小头、桡骨头关节凹构成。

C. 桡尺近侧关节：由桡骨头环状关节面、尺骨桡切迹构成。

2）结构特点

A. 复合关节：由三个关节构成。

B. 关节囊：侧壁厚而紧张，有韧带加强；前、后壁薄而松弛，后壁最薄弱，易发生肘关节后脱位。

C. 韧带：桡侧副韧带、尺侧副韧带加强关节囊的两侧，桡骨环状韧带包绕桡骨头环状关节面周围。

3）运动

A. 屈、伸运动。

B. 桡尺近侧关节参与前臂的旋转运动。

（3）桡尺连结

1）前臂骨间膜：连结桡骨和尺骨的骨间膜。旋前或旋后位时松弛，半旋前位最紧张；前臂骨折时，应将前臂固定于半旋前位或半旋后位。

2）桡尺近侧关节：见肘关节。

3）桡尺远侧关节：由尺骨头的环状关节面与桡骨尺切迹连同尺骨头下面的关节盘共同构成。

（4）桡腕关节

1）构成

A. 关节窝的构成：桡骨下端的腕关节面、尺骨头下方的关节盘。

B. 关节头的构成：手舟骨、月骨、三角骨。

2）结构特点

A. 由多块骨和1块关节盘构成，尺骨未参与该关节的构成。

B. 关节囊松弛，有韧带加强。

3）运动：屈伸、收展及环转。

ⓔ图1-43 手关节

（5）手关节：腕骨间关节、腕掌关节（拇指腕掌关节）、掌骨间关节、掌指关节、指骨间关节。

（二）下肢骨的连结

下肢骨的连结包括下肢带骨连结和自由下肢骨连结。

ⓔ图1-44 骶髂关节前后面观

1. 下肢带骨连结

（1）骶髂关节

1）构成：骶骨、髂骨的耳状面。

2）结构特点

A. 关节囊：紧张，前后方有韧带加强。

B. 韧带：骶髂骨间韧带、骶髂前韧带、骶髂后韧带。

（2）耻骨联合

1）构成：两侧的耻骨联合面和耻骨间盘。

2）韧带：耻骨上韧带、耻骨弓状韧带。

（3）髋骨与脊柱之间的韧带

1）韧带结构：髂腰韧带、骶结节韧带、骶棘韧带。

2）韧带与髋骨围成的结构

A. 坐骨大孔：由骶棘韧带与坐骨大切迹围成。

B. 坐骨小孔：由骶结节韧带、骶棘韧带与坐骨小切迹围成。

（4）髋骨的固有韧带：即闭孔膜，封闭闭孔，上部有闭膜管。

（5）骨盆

ⓔ图1-45 男性和女性骨盆

1）构成：骶骨、尾骨和两侧髋骨及其连结。

2）骨盆的界线：由骶骨岬、弓状线、耻骨梳、耻骨结节、耻骨嵴及耻骨联合上缘形成的一个环形结构，是大小骨盆的分界线。

3）小骨盆：即狭义骨盆，又称真骨盆或产科骨盆，是骨盆界线以下的部分。

A. 上口：由界线围成。

B. 下口：由尾骨尖、两侧骶结节韧带、坐骨结节、坐骨支、耻骨下支和耻骨联合下缘围成。

C. 骨盆腔：为骨盆上口与下口之间的腔。

2. 自由下肢骨连结

（1）髋关节

ⓔ图 1-46
髋关节冠状切面和打开

1）构成：股骨头、髋臼。

2）结构特点

A. 关节面：髋臼深而大。股骨头小，其关节面几乎全部容纳在髋臼内。

B. 关节囊：紧张而坚韧。后下部薄弱，股骨头易向下方脱出。

C. 韧带：关节囊周围有强大的韧带加强，关节囊后下部较薄弱。主要韧带有：髂股韧带、耻股韧带、坐股韧带、轮匝带、股骨头韧带、髋臼横韧带。

D. 关节唇：髋臼唇。

3）运动：屈伸，收展，旋内、旋外，环转。

（2）膝关节

ⓔ图 1-47
膝关节前后面观

1）构成：股骨下端、胫骨上端、髌骨。

2）结构特点

A. 关节面：股骨内、外侧髁，胫骨内、外侧髁，髌骨（腓骨未参与膝关节的组成）。

B. 关节囊：薄而松弛。其前壁不完整，为股四头肌腱和髌韧带。滑膜形成髌上囊、髌下深囊、翼状襞。

C. 韧带：前交叉韧带、后交叉韧带、髌韧带、胫侧副韧带、腓侧副韧带、腘斜韧带。

D. 关节盘：内侧半月板、外侧半月板。

3）运动：屈、伸，半屈膝时可旋内和旋外。

（3）胫腓连结

1）构成：上端为胫骨外侧髁与腓骨头构成的胫腓关节；两骨干借小腿骨间膜相连；下端借胫腓前韧带和胫腓后韧带相连。

2）运动：胫腓骨之间几乎没有任何运动。

（4）踝关节（又称距小腿关节）

ⓔ图 1-48
距小腿关节

1）构成：胫骨、腓骨下端，距骨滑车。

2）结构特点

A. 关节面：由胫骨、腓骨下端构成关节窝。关节头由距骨滑车构成，呈前宽后窄的半凸轮状。

B. 关节囊：前、后壁薄而松弛，两侧有韧带加强。

C. 韧带：外侧韧带（距腓前韧带、跟腓韧带、距腓后韧带），内侧韧带（三角韧带）。

3）运动：背屈（伸），跖屈（屈），跖屈时可做轻微侧方运动，此时关节不够稳固，所以踝关节扭伤多发生在跖屈的情况下。

（5）足的小关节：跗骨间关节、跗跖关节、跖骨间关节、跖趾关节、趾骨间关节。

（6）足弓

1）内侧纵弓：由跟骨、距骨、足舟骨、3 块楔骨、内侧 3 块跖骨构成，弓的最高点在距骨头处。

2）外侧纵弓：由跟骨、骰骨、外侧 2 块跖骨构成，弓的最高点在骰骨处。

3）横弓：由骰骨、3 块楔骨、跖骨构成，弓的最高点在中间楔骨处。

（张吉凤）

复习思考题

1. 肩关节为何易发生肱骨头向下脱位？
2. 试述膝关节的组成及特点，为什么易发生内侧半月板损伤？
3. 为什么在下楼梯时踝关节更易扭伤？

数字课程学习……

自测题　教学 PPT

实验报告

1. 描述肘关节的主要结构特点及易发生后脱位的原因。

2. 描述膝关节的构成、结构特点和运动。

3. 比较肩关节与髋关节结构和运动的异同。

4. 看图填空。

1. ________ 2. ________ 3. ________ 4. ________ 5. ________

6. ________ 7. ________ 8. ________ 9. ________

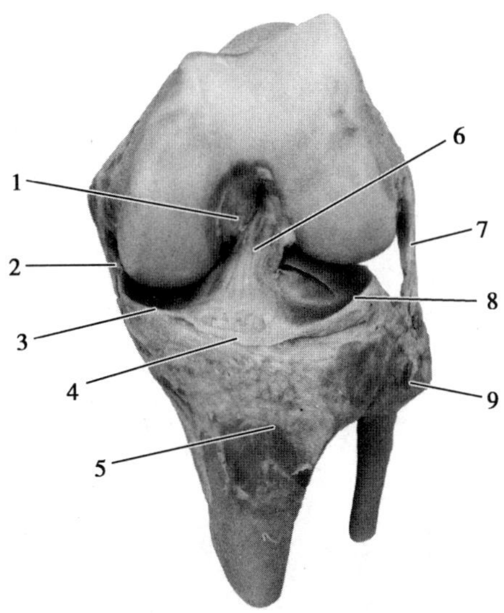

膝关节（前面观）

实验六

肌总论、头肌、颈肌和躯干肌

关键词

头肌　颈肌　躯干肌　位置　起止　作用

人体的肌根据构造和功能不同分为平滑肌、心肌和骨骼肌3类，3类肌的形态功能有哪些差异？何为“滑膜炎”“腱鞘炎”？什么情况下容易发生“膈疝”“腹股沟疝”？发生疝的位置在哪里？本实验将引导你去揭开谜底。本实验内容是头颈部肌和躯干肌标本的观察，其关键是观察标本时，要对照教材中的插图及教师的讲解，按照解剖学方位进行形态观察和描述。

【实验要点】

1. 观察枕额肌、咬肌、颞肌、斜方肌、背阔肌、竖脊肌、腹直肌、腹外斜肌、腹内斜肌、腹横肌的位置和作用。

2. 观察膈的外形、结构特点、功能及裂孔的位置和穿经结构。

3. 观察胸锁乳突肌、胸大肌的位置、起止及作用。

4. 能在活体上摸到肌性标志：咬肌、颞肌、胸锁乳突肌、斜方肌、背阔肌、胸大肌和腹直肌。

【实验内容与方法】

ⓔ图 1-49 面部表情肌
ⓔ图 1-50 咀嚼肌

（一）头肌

1. 面肌 枕额肌、眼轮匝肌、口轮匝肌、颊肌。

2. 咀嚼肌 咬肌、颞肌、翼外肌、翼内肌。

（二）颈肌

1. 颈浅肌

（1）颈阔肌。

ⓔ图 1-51 颈部肌

（2）胸锁乳突肌：大部分为颈阔肌所盖，起于胸骨柄前面及锁骨胸骨端，斜向后外上，止于颞骨乳突。一侧肌收缩使头歪向同侧，脸转向对侧并向上仰，两侧收缩时使头后仰。

2. 颈前肌

（1）舌骨上肌群：二腹肌、下颌舌骨肌、茎突舌骨肌、颏舌骨肌。

（2）舌骨下肌群：胸骨舌骨肌、肩胛舌骨肌、胸骨甲状肌、甲状舌骨肌。

3. 颈深肌

（1）外侧群：斜角肌起自颈椎两侧横突，分别斜行向外下止于第 1 肋（前、中斜角肌）及第 2 肋（后斜角肌），有提肋助深吸气的作用。前、中斜角肌与第 1 肋骨之间有斜角肌间隙，内有臂丛和锁骨下动脉通过；前斜角肌前方有锁骨下静脉通过。

（2）内侧群：头长肌、颈长肌等合称椎前肌。

（三）躯干肌

1. 背肌

ⓔ图 1-52 背部肌

（1）斜方肌：位于项部和背上部，自枕骨、项韧带、胸椎棘突至肩胛冈、肩峰及锁骨外侧部。有提肩、降肩和使肩胛骨向中线靠拢的作用。

（2）背阔肌：位于背下部，自下位胸椎棘突、腰椎棘突、骶正中嵴、髂嵴至肱骨小结节嵴。有使肩关节后伸、内收和旋后的作用。

（3）竖脊肌：是背肌中最长最大的肌，纵行于脊柱两侧的沟内，自骶骨背面、髂嵴后份向上至椎骨、肋骨、颞骨，不断地终止，又不断地起始。有使脊柱后伸并仰头的作用。

2. 胸肌

（1）胸大肌：覆盖胸廓前壁大部，呈扇形，宽而厚，起于锁骨内侧半下缘、胸骨和上位肋软骨至肱骨大结节嵴。使肩关节前屈、内收、旋内。

（2）胸小肌：拉肩胛骨向前下方。

（3）前锯肌：拉肩胛骨向前和紧贴胸廓，下部肌束使肩胛骨旋外。

（4）肋间外肌：提肋助吸气。

（5）肋间内肌：降肋助呼气。

3. 膈

ⓔ图1-53 膈肌下面观

（1）位置：位于胸腹腔之间，构成胸腔底、腹腔顶。

（2）形态：穹窿样的宽阔扁肌，周围为肌腹，中央为中心腱。膈的起点有3部分：①胸骨部（剑突后面）。②肋部（下6对肋）。③腰部（第1～3腰椎）。3部均止于中心腱。

（3）膈上有3个孔。

A. 主动脉裂孔：在第12胸椎前方，有主动脉、胸导管等通过。

B. 食管裂孔：平第10胸椎高度，在中心腱后缘附近，有食管、迷走神经等通过。

C. 腔静脉孔：平第8胸椎高度，在中心腱区，有下腔静脉通过。

（4）功能：为重要的呼吸肌，与腹肌共同收缩，可增加腹内压。

4. 腹肌

ⓔ图1-54 腹部肌

（1）腹外斜肌：位于胸下部和腹部的前外侧浅层，是腹肌中最宽大的扁肌，外侧半是肌腹，内侧半是腱膜。起自下8肋的外侧面，与前锯肌相交错。向前内止于白线，后部纤维止于髂嵴。肌纤维自后上行向前下。

（2）腹内斜肌：在腹外斜肌深面，起于胸腰筋膜、髂嵴及腹股沟韧带外侧1/2，止于腹白线及下3肋。肌纤维方向自后下斜向前上。腹内斜肌的弓状下缘跨越男性精索或女性子宫圆韧带形成腹股沟管上壁（含腹横肌弓状下缘），间隙处的肌束形成提睾肌。

（3）腹横肌：在腹内斜肌深面，起自下6位肋软骨内侧面、胸腰筋膜外侧缘、髂嵴上缘及腹股沟韧带外侧1/3，止于腹白线。腹横肌下部肌束参与形成弓状下缘和提睾肌。

（4）腹直肌：位于前正中线两侧腹直肌鞘内，起自耻骨嵴和耻骨联合上缘，止于剑突和第5～7肋软骨的前面。肌的全长由3～4条横行的腱划分成多个肌腹。

腹前外侧群肌是腹前外侧壁的主要结构，有保护、承托腹腔脏器，增加腹内压（排尿、排便、分娩），使脊柱前屈、侧屈和旋转的作用，还可降肋助呼气。

（5）其他肌：锥状肌、腰方肌、腰大肌。

（刘黎星）

复习思考题

1. 提眉、鼓腮、露齿、吹口哨的动作各由哪些肌完成？
2. 健美运动员为展示背阔肌、胸大肌，该如何摆姿势？

数字课程学习……

自测题　教学PPT

实验报告

1. 试述咀嚼肌由哪些肌组成？各有何作用？

2. 参与呼吸运动的肌有哪些？

3. 试述膈肌的形态和功能，膈上有哪些裂孔？各有哪些结构通过？

4. 看图填空。

1. ___________ 2. ___________ 3. ___________ 4. ___________ 5. ___________

6. ___________

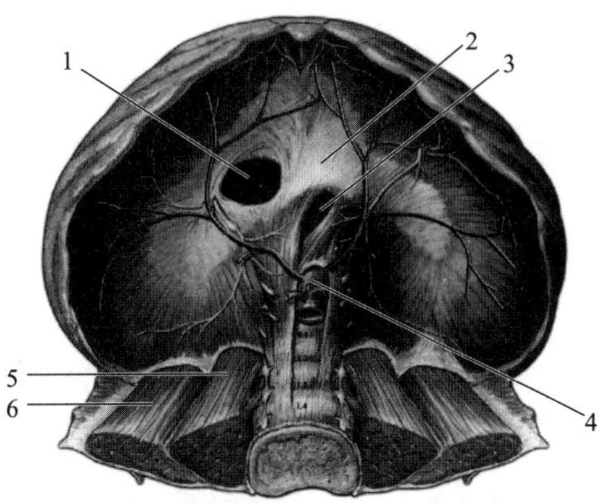

膈肌和十二指肠悬韧带

实验七

上肢肌和下肢肌

关键词

上肢肌　　下肢肌　　位置　　起止　　作用

何为“肌腱袖”？三边孔、四边孔位于何处，分别有何结构穿过？梨状肌上、下孔位于何处，分别有何结构穿过？哪些肌为临床常用的肌瓣移植供体？本实验内容为上肢肌和下肢肌标本的观察。观察标本时，要结合教材中的插图及教师的讲解，按照解剖学方位进行形态观察和描述。

【实验要点】

1. 三角肌、冈上肌、冈下肌、小圆肌、大圆肌、肩胛下肌的位置、起止和作用。

2. 肱二头肌、肱三头肌的位置、起止和作用。

3. 前臂屈肌群、伸肌群的名称和位置排列关系。

4. 臀大肌、股四头肌、缝匠肌、股二头肌、小腿三头肌的位置、起止和作用。

5. 在活体上能摸到的肌性标志：三角肌、肱二头肌及肱二头肌腱、掌长肌腱、桡侧腕屈肌腱、尺侧腕屈肌腱、臀大肌、股四头肌、股二头肌腱、半腱肌腱、半膜肌腱、腓肠肌和跟腱。

【实验内容与方法】

（一）上肢肌

1. 上肢带肌

（1）三角肌：位于肩部，起自肩胛冈、肩峰及锁骨的外侧段，止于肱骨三角肌粗隆。作用为外展肩关节。

（2）冈上肌、冈下肌、小圆肌、大圆肌、肩胛下肌。

ⓔ图 1-55
肩部和臂部肌前后面浅层和深层

2. 臂肌 覆盖肱骨，以内侧和外侧 2 个肌间隔分隔成前、后两群，前群为屈肌，后群为伸肌。

（1）肱二头肌：位于臂前面，肌腹呈梭形，起端有长、短 2 头。长头以肌腱起自肩胛骨盂上结节，通过肩关节囊，经结节间沟结节间腱鞘穿出；短头起于喙突，两头移行为肌腹，向下止于桡骨粗隆。主要作用为屈肘关节，使前臂旋后，可协助屈肩关节。

（2）喙肱肌：位于肱二头肌短头的后内方，作用为协助肩关节前屈和内收。

（3）肱肌：位于肱二头肌下半部的深面，作用为屈肘关节。

（4）肱三头肌：位于臂后面，有 3 个起端。长头以肌腱起于肩胛骨盂下结节，外侧头起自肱骨后面桡神经沟外上部分，内侧头起自桡神经沟内下部分。3 个头向下，以共同肌腱止于尺骨鹰嘴。主要作用为伸肘关节，长头也可使肩关节后伸和内收。

3. 前臂肌 位于桡骨、尺骨的周围，共 19 块，分前、后 2 群，多数为长肌，主要作用为屈或伸肘关节、手关节，并旋前或旋后肘关节、手关节。

（1）前群肌：主要为前屈及旋前的肌，位于前臂的前面和内侧，共 9 块，分 4 层排列。第 1 层（浅层）由外侧向内侧依次为：肱桡肌、旋前圆肌、桡侧腕屈肌、掌长肌、尺侧腕屈肌，第 2 层为指浅屈肌，第 3 层为指深屈肌和拇长屈肌，第 4 层为旋前方肌。

ⓔ图 1-56
前臂肌前后面浅层和深层

（2）后群肌：主要为伸腕、伸指及使前臂旋后的肌，位于前臂骨后面及外侧，共 10 块，分 2 层排列。浅层有 5 块，自外侧向内侧为：桡侧腕长伸肌、桡侧腕短伸肌、指伸肌、小指伸肌、尺侧腕伸肌。深层有 5 块：近侧部为旋后肌，远侧部有 4 块肌肉位于旋后肌下方，自外侧向内侧为：拇长展肌、拇短伸肌、拇长伸肌、示指伸肌。

4. 手肌

（1）外侧群：拇短展肌、拇短屈肌、拇对掌肌、拇收肌。

（2）内侧群：小指展肌、小指短屈肌、小指对掌肌。

（3）中间群：位于掌心，包括 4 块蚓状肌和 7 块骨间肌。

（二）下肢肌

ⓔ图 1-57
髋肌

1. 髋肌

（1）髂腰肌：由髂肌和腰大肌两部分组成。髂肌起自髂窝，腰大肌起自第 1 ~ 4 腰椎，两肌会合后，经由腹股沟韧带深面止于股骨小转子。作用为前屈并旋外髋关节；下肢固定时，可使躯干前屈、侧屈。

（2）阔筋膜张肌：起于股前外侧，自髂嵴前份起始向下移行为髂胫束，止于胫骨外侧髁。作用为紧张阔筋膜，使髋关节前屈。

（3）臀大肌：位于浅层，起自髂骨翼的外面和骶骨背面，止于髂胫束和股骨臀肌粗隆。作用为使髋关节后伸、旋外。下肢固定时，伸直髋关节，参与维持人体直立。

（4）臀中肌：前部表浅，后部被臀大肌覆盖。自髂骨翼外侧面止于股骨大转子。

（5）臀小肌：在臀中肌深面，自髂骨翼外侧面止于股骨大转子尖。

（6）梨状肌：起自骶骨前面、骶前孔的外侧，向外出坐骨大孔止于股骨大转子。作用为使髋关节外展、旋外。

ⓔ图 1-58
大腿肌前后面观

2. 大腿肌

（1）缝匠肌：在大腿前面及内侧，呈扁带状，起自髂前上棘止于胫骨粗隆后内侧。作用为屈髋、屈膝关节，并使已屈的膝关节旋内。

（2）股四头肌：有 4 个头，股直肌起自髂前下棘，股内侧肌起自股骨粗线内侧唇，股外侧肌起自股骨粗线外侧唇，股中间肌在股直肌深面，起自股骨干前面。4 个头向下形成 1 个肌腱，向下包绕髌骨，延续为髌韧带，止于胫骨粗隆。作用为伸膝关节，股直肌可协助屈髋关节。

（3）股二头肌：位于后群外侧，长头起自坐骨结节，短头起自股骨粗线，止于腓骨头。可伸髋，屈膝，并使小腿旋外。

（4）半腱肌：位于后群内侧部分，向下以细长的肌腱止于胫骨内侧髁后面。可伸髋，屈膝，并使小腿微旋内。

（5）半膜肌：位于后群内侧部半腱肌深面，上部以扁薄腱膜起自坐骨结节，向下止于胫骨内侧髁后面。可伸髋，屈膝，并使小腿微旋内。

（6）耻骨肌：位于股三角底的外上部，髂腰肌内侧，可内收髋关节。

（7）长收肌：位于耻骨肌内下，深面有短收肌。

（8）股薄肌：位于股最内侧。

（9）短收肌：在耻骨肌和长收肌的深面。

（10）大收肌：内侧群肌中最大者，部分止于收肌结节的肌腱和股骨之间有一裂孔，称收肌腱裂孔，内有股血管通过。

3. 小腿肌　作用为运动膝、踝及足部关节，分 3 群。

ⓔ图 1-59
小腿肌前后面观

（1）前群肌：主要作用为踝关节背屈和伸趾。有胫骨前肌、踇长伸肌、趾长伸肌。

（2）外侧群肌：主要作用为跖屈踝关节和使足外翻。有腓骨长肌、腓骨短肌。

（3）后群肌：分为浅、深 2 层。浅层有小腿三头肌，由腓肠肌和比目鱼肌组成，向下会合成粗大的跟腱止于跟骨结节，作用为屈膝关节、跖屈踝关节。深层自胫侧向腓侧有趾长屈肌、胫骨后肌、踇长屈肌。

4. 足肌

（1）维持足纵弓的肌：主要有趾短屈肌、足底方肌、踇展肌、小趾展肌、趾长屈肌和踇长屈肌。

（2）维持足横弓的肌：主要有胫骨前肌、胫骨后肌和腓骨长肌、腓骨短肌。

（杨会营）

复习思考题

1. 可使前臂做旋前、旋后运动的肌有哪些?
2. 做屈髋屈膝、屈髋伸膝运动，参与的肌有哪些?

数字课程学习……

自测题　教学 PPT

实验报告

1. 运动肩关节和髋关节的肌分别有哪些？请写出各肌的名称。

2. “翼状肩”“方形肩”“爪形手”“猿手”分别是哪些肌瘫痪所致？

3. 试述臀大肌的位置、起止和作用。臀大肌损伤时，患者会出现何种体征？

4. 看图填空。

1. ________ 2. ________ 3. ________

4. ________ 5. ________ 6. ________

7. ________ 8. ________ 9. ________

10. ________ 11. ________ 12. ________

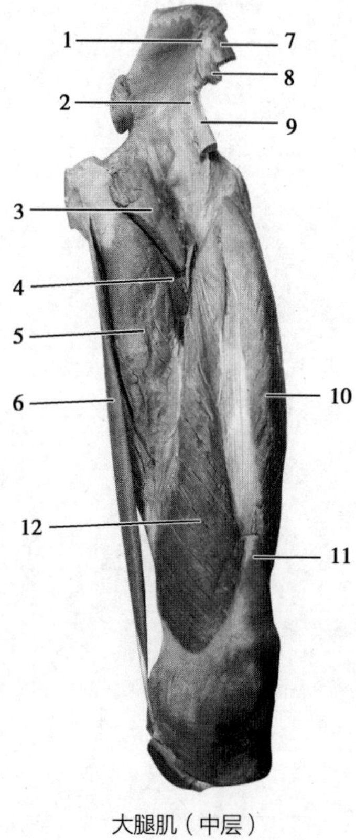

大腿肌（中层）

第二篇 内脏学

实验八
消化系统

关键词

内脏　　消化器官　　位置　　形态　　结构

人体是如何摄取食物，如何消化、吸收和排泄的？味觉是如何产生的？食管异物易滞留于何处？有何危险？胃溃疡好发于何处？为什么？内痔、外痔易发生于何处？解剖基础是什么？本实验将引导你揭开谜底。本实验是消化器官标本的观察，其关键是建立一个整体概念，以消化管的连属为主线进行观察和学习。首先在原位标本上观察消化系统的位置及组成（消化管和消化腺），然后，在游离标本上，将标本按解剖学姿势放好再观察其形态，查看其主要结构。对于口腔、牙、舌和口咽等结构采取同学之间相互进行活体观察的方式学习。切忌用锐器损坏标本，也不要过分牵拉，以免损坏正常结构及各部位置关系。

【实验要点】

1. 胸、腹腔的境界、标志线。消化系统的组成和分部。

2. 口腔的分部及其界限；腭的形态、结构；咽峡的构成；牙的形态构造和分类，乳牙和恒牙的排列顺序；腮腺、下颌下腺、舌下腺的位置、形态和腺管的开口；舌的形态和黏膜；颏舌肌的起止和作用。

3. 咽的形态、位置和分部，鼻咽部重要结构。

4. 食管的形态、位置和分部，3个生理性狭窄的位置及其临床意义。

5. 胃的位置、形态和分部，胃壁的构造。

6. 小肠的位置、分部；十二指肠的位置、形态、分部及各部的结构特点；空、回肠的位置和构造，以及两者在外观上的区别。

7. 大肠的分部、形态及其特征性结构，盲肠和阑尾的位置、形态结构及阑尾根部的体表投影（麦克伯尼点，McBurney point），结肠的分部及各部的位置，直肠的形态、位置和构造，肛管的位置及其重要结构，肛门内、外括约肌的位置。

8. 肝的形态和位置，胆囊的形态、位置及胆囊底的体表投影，肝外胆道系统的组成。

9. 胰的位置、分部。

【实验内容与方法】

（一）消化管

1. 口腔

ⓔ图2-1 头颈正中矢状切面
ⓔ图2-2 唇及舌背面

（1）在头颈正中矢状切面标本上，查看口腔的境界及分部。

（2）对照活体观察口唇、颊及颊黏膜，辨认人中、鼻唇沟和口角（约平对第一磨牙），注意颊黏膜上腮腺导管的开口部位及形态。

（3）观察口腔顶——腭

1）在颅底外面观标本上，观察骨腭，由上颌骨腭突和腭骨水平板构成。

ⓔ图2-3 咽峡

2）在头正中矢状切面标本上，观察口腔顶，前部为硬腭，后部为软腭，软腭后部游离部分为腭帆，腭帆后缘中央向后下方的突起是腭垂；自腭帆向两侧延伸形成两条弓形皱襞，即前方的腭舌弓和后方的腭咽弓，二者之间的隐窝是扁桃体窝，内有腭扁桃体。

3）相互观察口腔后界即咽峡的围成，注意辨认腭帆、腭垂、腭舌弓、腭咽弓和腭扁桃体。

ⓔ图2-4 牙的形态和分类
ⓔ图2-5 牙纵剖面

（4）观察牙

1）对照牙标本，结合活体，观察牙的位置、排列及分类。

2）在牙纵剖面标本上，结合模型观察其形态、构造及牙周组织。

A. 形态：每个牙均有牙冠、牙颈和牙根3部分，露在牙龈外面的称牙冠，嵌在牙槽内的称牙根，两者间稍细部分称牙颈。

ⓔ图2-6 上颌恒牙
ⓔ图2-7 下颌恒牙

B. 构造：分为釉质、牙本质、牙骨质和牙髓。釉质覆盖于牙冠的牙质表面，牙本质构成牙的主体，在牙根部的牙本质外面包有牙骨质。牙的中央有牙髓腔，容纳牙髓。

C. 牙式：人的一生先后长两套牙，即乳牙和恒牙。在临床上记录牙的位置，常以患者的方位为准，以“+”表示上、下颌及左右侧的牙位。通常以罗马数字表示乳牙，阿拉伯数字表示恒牙。

D. 牙周组织：包括牙周膜、牙龈和牙槽骨。

（5）观察舌

1）相互观察舌的形态、分部及舌体背面的黏膜，注意根据位置和大小区分舌乳头。

A. 舌分部：舌的前部称舌尖，中部称舌体，后部称舌根。

B. 舌黏膜：舌背及舌两侧缘的舌黏膜上有许多小突起，称舌乳头。有丝状乳头、菌状乳头、叶状乳头和轮廓乳头。除丝状乳头外，其他三种乳头上均有味蕾，味蕾是味觉感受器。

ⓔ图 2-8 舌背面及喉腔

2）将舌尖翘起，观察居舌下正中的舌系带及其下端两侧的黏膜隆起，即舌下阜、舌下襞。

3）在头颈正中矢状切面标本上，观察舌内肌和舌外肌。舌外肌主要是颏舌肌，两侧同时收缩使舌前伸；一侧收缩时，舌尖伸向对侧。

ⓔ图 2-9 舌下面观

ⓔ图 2-10 颏舌肌

（6）在显示大唾液腺的头颈标本和模型上，观察其位置和形态，在标本上寻找其导管及开口部位。

1）腮腺：位于耳郭的前下方，下颌支与胸锁乳突肌之间的窝内。腮腺导管开口于平对上颌第二磨牙牙冠的颊黏膜。

ⓔ图 2-11 口腔腺

2）下颌下腺：位于下颌骨体的内面，开口于舌下阜。

3）舌下腺：位于口腔底舌下襞深面，舌下腺大管开口于舌下阜，舌下腺小管开口于舌下襞。

2. 咽

（1）在头颈正中矢状切面标本上，观察咽的位置：位于颈椎前方，上端起自颅底，下至第 6 颈椎的下缘，连于食管。

（2）在头颈正中矢状切面标本上，观察咽的分部和交通。

1）鼻部：位于鼻腔后方软腭平面以上，向前经鼻后孔通鼻腔。在侧壁上，查看咽鼓管圆枕，于其下方和后上方分别探查咽鼓管咽口及咽隐窝。

2）口部：位于软腭与会厌上缘之间，口腔的后方，向前经咽峡通口腔。在侧壁上，腭舌弓与腭咽弓之间有一三角形凹窝，称扁桃体窝，容纳腭扁桃体。

3）喉部：位于喉的后方，会厌上缘平面以下至第 6 颈椎椎体下缘水平之间，向下连食管，向前经喉口通喉腔。在喉咽寻找喉口两侧的梨状隐窝，注意观察梨状隐窝与甲状软骨的关系。

ⓔ图 2-12 咽后面观

3. 食管

（1）在原位标本、头颈正中矢状切面标本和纵隔标本上观察食管，以颈静脉切迹和膈食管裂孔为界可分为颈部、胸部、腹部。注意观察食管与气管、左主支气管、主动脉及左心房的位置关系。

ⓔ图 2-13 食管位置和狭窄部位

（2）在游离食管胃相连标本上观察食管的 3 个狭窄，测量狭窄部位与中切牙的距离。

第一处狭窄位于食管起始处，距中切牙约 15 cm；第二处狭窄位于食管与左主支气管交叉处，距中切牙约 25 cm；第三处狭窄在食管穿膈处，距中切牙约 40 cm。这些狭窄处是异物滞留和肿瘤的好发部位。

（3）在游离食管胃标本上，切开食管壁观察其构造，查看其与胃贲门延续处有无食管括约肌存在。

4. 胃

（1）在原位标本上观察位于左季肋区和腹上区的胃及毗邻，注意胃前壁的游离面及后壁的胰、左肾、左肾上腺、横结肠及其系膜形成的结构，理解其作用及临床意义。

ⓔ图 2-14 胃形态和分部

（2）将胃模型和游离胃标本按解剖姿势摆好位置后，观察胃的形态和分部。

1）形态

A. 两壁：即前壁和后壁。

B. 两弯：凹向右上方的称胃小弯，凸向左下方的称胃大弯。

C. 两口：入口称贲门，与食管相续；出口称幽门，与十二指肠相通。贲门无明显括约肌，幽门有较厚的环行括约肌。

D. 两切迹：贲门左侧的贲门切迹和胃小弯最低点明显折转处的角切迹。

2）分部：胃可分为以下4部。

A. 贲门部：靠近贲门的部分。

B. 胃底：贲门平面以上。

C. 胃体：胃底与角切迹之间的部分。

D. 幽门部：角切迹与幽门之间的部分，临床上称胃窦。幽门部又可分为幽门窦和幽门管。幽门窦近胃小弯附近是胃溃疡的好发部位。

（3）在模型上观察胃黏膜层和胃肌层，注意各层肌纤维的走行。在剖开胃的标本上，观察胃黏膜的外形及结构，注意小弯侧黏膜皱襞的走行规律。

5. 小肠

（1）在原位标本上观察小肠的位置、分部（十二指肠、空肠和回肠）。触摸自右膈脚连于十二指肠升部的十二指肠悬韧带，辨认十二指肠悬肌。该肌将十二指肠空肠曲固定于腹后壁。十二指肠空肠曲是手术中确认空肠起始的重要标志。

ⓔ图2-15 十二指肠和胰

（2）在肝胰十二指肠标本上，观察十二指肠的分部及其与胰的位置关系。

1）位置：呈“C”形包绕胰头。

2）分部：可分为上部、水平部、降部和升部4部分。

A. 上部：有十二指肠球，是十二指肠溃疡的好发部位。

B. 水平部：肠系膜上动、静脉经此部前面下行。

C. 降部：后内侧壁中下段有一纵行皱襞环绕的开口，即十二指肠大乳头，是胆总管和胰管的共同开口。

D. 升部：有十二指肠空肠曲，是识别空肠起始的标志。

ⓔ图2-16 空肠
ⓔ图2-17 回肠

（3）在大体标本上注意根据位置鉴别空肠和回肠。提起肠系膜探查系膜根部，并观察肠系膜内血管弓的数量。在游离肠管标本上，可用手触摸肠壁的厚度。将肠管纵行剖开，可见黏膜皱襞高而密，对光观察时有许多散在的芝麻大小不透光的结节，即孤立淋巴滤泡；黏膜皱襞低而疏，有成片的椭圆形不透光区，即集合淋巴滤泡。

空肠和回肠的比较见表2-1。

表2-1　空肠与回肠的比较

比较点	位置	长度	管径	管壁	血供	黏膜皱襞	淋巴滤泡	血管弓
空肠	位于左上腹	占全长2/5（前）	大	较厚	丰富	密、高	孤立	1～2级
回肠	位于右下腹	占全长3/5（后）	小	较薄	较少	疏、低	孤立、集合	3～4级

6. 大肠　在原位标本上观察大肠的位置及分部（盲肠、阑尾、结肠、直肠和肛管）。

ⓔ图2-18 结肠特点

（1）首先在盲肠和结肠上辨认结肠带、结肠袋和肠脂垂，并与小肠进行比较，注意观察结肠的分部：结肠分为升结肠、横结肠、降结肠和乙状结肠4部。

1）升结肠：始于盲肠，于肝右叶下方弯向左形成结肠右曲，移行为横结肠。

2）横结肠：在脾的下方形成结肠左曲，向下移行为降结肠。

3）降结肠：至左髂嵴处接乙状结肠。

4）乙状结肠：于第3骶椎高度续于直肠。

（2）在原位标本上观察盲肠的位置，在游离回盲部标本上，切开盲肠壁，观察回盲瓣及阑尾口。回盲瓣是回肠末端突入盲肠形成的2个唇状皱襞，可阻止大肠内容物逆流。

ⓔ图2-19
盲肠和阑尾

（3）在原位标本上观察阑尾的位置类型。用镊子提起阑尾末端，模仿阑尾的其他位置类型；用手向下触摸结肠带，观察结肠带与阑尾根部的关系（根部是3条结肠带的汇集点）；在腹壁上画出阑尾根部的体表投影点（位于脐与右髂前上棘连线的中、外1/3交点处，称麦克伯尼点）。

（4）在盆部正中矢状切面标本上观察直肠。

ⓔ图2-20
盆部正中矢状切面

1）位于小骨盆腔内，于第3骶椎水平接续乙状结肠，行于骶尾骨前方，穿过盆膈，续于肛管。

2）矢状面上有两个弯曲，即凸向后的骶曲和凸向前的会阴曲。

（5）在游离标本和模型上观察肛管。

1）上段有6~10条纵行黏膜皱襞，称肛柱。

ⓔ图2-21
直肠和肛管内面观

2）相邻两肛柱的下端有半月形的黏膜皱襞相连，此皱襞称肛瓣；肛瓣与相邻两个肛柱下端共同围成开口向上的袋状陷窝，称肛窦。

3）肛柱与肛瓣之间共同围成锯齿状线，称为齿状线，是皮肤和黏膜的分界，也是内、外痔的分界线。

4）在齿状线下方宽约1 cm的环形区，称肛梳（痔环）。

5）肛梳下缘有一不明显的环形线，称为白线，是肛门内、外括约肌的分界线。

（二）消化腺

1. 肝

（1）在原位标本上观察其位置，画出其体表投影区。

1）位置：位于右季肋区和腹上区，小部分可达左季肋区。

2）体表投影：上界与膈穹窿一致，一般在右锁骨中线平第5肋，左锁骨中线平第5肋间。下界与肝前缘一致，成人在右肋弓下缘不应触及肝，在剑突下可达3~5 cm。

（2）在游离肝标本上，观察肝的两面、四缘，重点观察脏面的“H”形沟及沟内的结构。

ⓔ图2-22
肝上面观
ⓔ图2-23
肝下面观

1）肝呈楔形，上面又称膈面，借镰状韧带分为右叶和左叶。下面又称脏面，有一近似“H”形的沟，即左侧纵沟、右侧纵沟和横沟。

2）左侧纵沟前份是肝圆韧带，后份容纳静脉韧带；右侧纵沟前份为胆囊窝，容纳胆囊，后份为腔静脉沟；横沟称肝门，是肝固有动脉、门静脉、肝管、神经和淋巴管等出入肝的部位。

3）脏面借“H”形沟分为四叶：右叶、左叶、方叶、尾叶。

（3）在肝内管道铸形标本或模型上，观察出入第一、二肝门进出的管道。在游离肝或模型上按Glisson系统画出肝的分叶、分段。

ⓔ图2-24
肝段铸型

（4）在肝胰十二指肠及肝外胆道标本上，辨认左右肝管及肝总管、胆囊、胆囊管、胆总管，也可循胆总管向肝门方面追踪。胆总管经十二指肠降部与胰头之间，在十二指肠降部中点斜穿肠壁，开口于十二指肠大乳头。注意观察胆总管的走行及开口部位。在标本上演示胆汁的产生及排出途径。

2. 胰

（1）在大体标本上观察位于第1、2腰椎前方的胰及其形态（形态上可分为头、颈、体、尾

4部分）、毗邻，重点是其前方的网膜囊。

（2）在游离标本上观察胰的分部（无明显界限），尤其注意胰头与十二指肠降部的位置关系并辨认钩突。查看胰管和副胰管，胰管从左行向右，沿途收纳许多细小管道。观察胰管的开口部位（十二指肠大乳头）。

（黄　飞）

复习思考题

1. 比较犬牙、牛牙与人牙的差异，思考产生这些差异的原因。
2. 食管异物好发于何处？有何危险？

数字课程学习……

自测题　　教学PPT

实验报告

1. 在活体上，口腔张开可看到哪些结构？

2. 试述咽的位置、分部、交通及各部所见结构。

3. 试述胃的位置、分部及形态结构。

4. 打开腹腔后怎样区别空肠和回肠？

5. 阑尾位于何处？通常有哪几种位置？它的体表投影在何处？手术时根据什么解剖特点寻找阑尾？

6. 胆汁和胰液产生于何处？经过哪些管道排入肠腔？若有胆结石嵌顿于胆总管，可能会出现什么问题？请用解剖学知识进行解释。

7. 看图填空。

1. ____________ 2. ____________

3. ____________ 4. ____________

5. ____________ 6. ____________

7. ____________

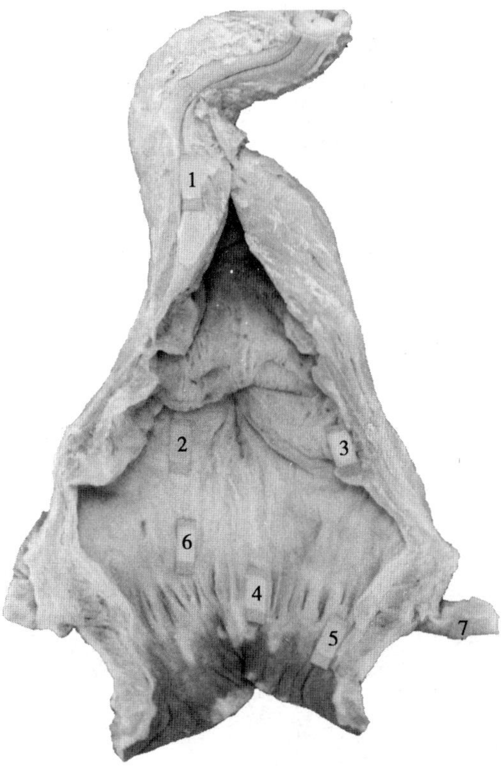

直肠与肛管

实验九
呼吸系统

关键词

内脏　呼吸器官　位置　形态　结构

人体是如何呼吸的？为何一边吃饭一边讲话时可能引起呛咳？气管异物好发于何处？有何危险？咳嗽是如何产生的？为何会发生气胸？本实验将引导你去揭开谜底。本实验是呼吸系统标本的观察，其关键是要建立整体概念，以呼吸道的连属作为主线进行观察和学习。首先在原位标本上观察呼吸系统的位置及组成，然后在游离标本上，将标本按解剖学姿势放好，再观察其形态及主要结构。呼吸系统器官的部分结构比较小，必须细心观察，观察时动作要轻，以免损坏标本。

【实验要点】

1. 呼吸道的组成和上、下呼吸道的概念。
2. 鼻腔及鼻黏膜的分部，鼻旁窦的名称及其开口部位。
3. 喉的位置、形态和分部，喉黏膜的形态特点。
4. 气管的位置和构造特点，左、右主支气管的区别及临床意义。
5. 肺的形态、位置和分叶。
6. 肺下界的体表投影。
7. 胸膜与胸膜腔的概念，壁胸膜的分部。
8. 肋膈隐窝的概念，胸膜下界的体表投影。
9. 纵隔的概念和分部。

【实验内容与方法】

（一）呼吸道

1. 鼻

（1）外鼻：同学之间相互观察外鼻，辨认鼻根、鼻背和鼻翼等。

（2）鼻腔

1）在头颈正中矢状切面标本（含鼻中隔侧）上，观察鼻中隔和前下部易出血区，鼻腔以此分成左、右两腔。

2）在头颈正中矢状切面标本（无鼻中隔）上，辨认隆起的鼻阈，其前方为含鼻毛的鼻前庭，后部是衬有黏膜的固有鼻腔。

ⓔ图 2-25 鼻腔外侧壁

3）在头颈正中矢状切面标本上观察固有鼻腔的围成，重点是其外侧壁平行排列的上、中、下鼻甲及相应鼻道；在上鼻甲后上方与蝶骨体间探查蝶筛隐窝，此处有蝶窦的开口。

4）在头颈正中矢状切面标本上观察鼻黏膜，鼻黏膜分 2 部分，上鼻甲及其对应的鼻中隔上部的黏膜，具有嗅觉功能，称嗅区，其余部分称呼吸区。

（3）鼻旁窦

1）在头部冠状切面标本上，观察额窦、上颌窦和筛窦，用细铁丝探查其开口部位。上颌窦、额窦和筛窦的前群、中群均开口于中鼻道，筛窦的后群开口于上鼻道。

ⓔ图 2-26 鼻旁窦及其开口

2）在头颈正中矢状切面标本上，观察蝶窦，探查其开口部位。蝶窦开口于蝶筛隐窝。

3）切除中鼻甲，观察中鼻道内的半月裂孔及其前上方的筛漏斗和上方圆形的筛泡，用细铁丝探查各与哪个结构相通。

4）从眼眶将铁丝伸入鼻泪管，探查鼻泪管的开口部位。鼻泪管开口于下鼻道。

2. 咽　在头颈正中矢状切面标本上，寻找软腭和会厌，以这 2 个结构为标志，分为鼻咽、口咽和喉咽，观察咽各部的主要结构及其交通（详见实验八　消化系统）。

3. 喉

ⓔ图 2-27 头颈正中矢状切面

ⓔ图 2-28 喉软骨

（1）在头颈正中矢状切面标本上观察位置：成人喉位于颈前部正中，第 3 ~ 6 颈椎前方。

（2）喉软骨

1）在模型和标本上辨认甲状软骨，后部有缺口，前角上端有向前突出的喉结，可在体表摸到，成年男性特别突出。

2）在模型和标本上辨认环状软骨，似一枚戒指，前部狭窄为软骨弓，后部宽大为软骨板。

3）在模型和标本上辨认会厌软骨，形如树叶。

4）在模型和标本上辨认成对的杓状软骨，呈三角锥形，底与环状软骨板连接，向外侧的突起为肌突，向前伸的突起是声带突。

ⓔ图2-29 喉软骨连结（前面）
ⓔ图2-30 弹性圆锥
ⓔ图2-31 方形膜
ⓔ图2-32 环甲关节
ⓔ图2-33 环杓关节

（3）喉连接

1）在喉标本上观察甲状软骨与舌骨之间的甲状舌骨膜。

2）在甲状软骨前角后面与环状软骨、杓状软骨间观察弹性圆锥的形态，似圆锥形，上缘游离形成声韧带，参与声襞的形成。

3）在甲状软骨前角后面、会厌软骨两侧缘与杓状软骨间观察方形膜的形态，为四边形，上缘构成杓状会厌襞，下缘游离形成前庭韧带，参与前庭襞的构成。

4）在模型上观察侧方的环甲关节，牵拉甲状软骨做前倾和后复运动，注意观察声韧带长度的变化。

5）在模型上用手转动后部的杓状软骨，观察环杓关节的运动，注意观察甲状软骨前角后面与杓状软骨声带突间的距离变化，体会声带紧张度和声门裂大小的改变。

ⓔ图2-34 环甲肌
ⓔ图2-35 喉腔（后面观）
ⓔ图2-36 声门裂

（4）喉肌：在喉肌标本上，查看位于甲状软骨与环状软骨前部、由内下斜向外上的环甲肌，用镊子牵拉此肌。

（5）喉腔

1）在经喉正中矢状切面标本上，辨认喉腔内的黏膜皱襞，即上方的前庭襞和下方的声襞，以此两襞为界将喉腔分为喉前庭、喉中间腔和声门下腔。用镊子探查喉中间腔向外形成的喉室和声门下腔的黏膜下层，理解婴幼儿喉炎引起急性喉梗阻的原因。

2）在经喉后正中线切开的标本上，观察由会厌、杓会厌襞和杓状软骨围成的喉口及前庭襞间的前庭裂和声襞间的声门裂，注意分辨声门裂的膜间部和软骨间部。

ⓔ图2-37 气管

4. 气管

（1）在大体标本上观察，气管于第6颈椎下缘处起于环状软骨下缘，向下达胸骨角水平分为左、右主支气管；以颈静脉切迹为界，气管分颈部和胸部。

（2）在气管、支气管标本上，观察“C”形的气管环及数目，理解环状软骨损伤后易引起气道狭窄的原因，理解咳嗽发生的解剖学基础。

ⓔ图2-38 气管和支气管

5. 支气管

（1）在气管支气管标本上，观察左、右支气管的长度、管径及与气管正中线的夹角。左主支气管细而长，嵴下角大，斜行；右主支气管粗而短，嵴下角小，走行相对直。

（2）切开气管分叉处的后部，观察其内气管隆嵴的形态及位置，气管隆嵴常偏左侧。理解异物常易进入右主支气管的原因。

（二）肺

ⓔ图2-39 右肺外面

（1）在原位标本上观察肺。

（2）在游离肺标本上，首先摆正肺的位置来分辨左、右肺。一般左肺狭长，由斜裂分为上、下2叶；右肺粗短，由斜裂和水平裂分为上、中、下3叶。

（3）在游离肺标本上观察肺的形态，即1尖、1底、2面（肋面、内侧面）和3缘（前缘、后缘和下缘）。

1）肺尖钝圆，伸入颈根部，高出锁骨内侧 1/3 上方 2 ~ 3 cm。

2）内侧面中部有一长圆形的凹陷，称肺门，是主支气管、肺动静脉、淋巴管和神经出入肺的部位，这些结构被结缔组织包绕在一起，统称肺根。

ⓔ图 2-40 左肺

3）左肺前缘有心切迹和左肺小舌。

（4）在肺根断面上分辨管道的性质。支气管管壁厚，肺动、静脉管壁基本一致，最前面和最低处均为肺静脉。注意辨认肺根结构的排列关系及左、右肺根结构排列的异同点。在肺门处寻找较细小的支气管动、静脉，此为肺的营养性血管。

（5）在铸型肺标本上，观察支气管树的形态，辨认主支气管、叶支气管和段支气管，理解支气管与肺的关系。

ⓔ图 2-41 右肺
ⓔ图 2-42 支气管树

（三）胸膜

（1）在胸膜保留较为完整的大体标本上，仔细分离中线两侧的壁胸膜反折缘，两侧反折缘上方为胸腺区，内有胸腺等；下方为心包区。

（2）提起胸前壁内面的壁胸膜即肋胸膜，然后在肋胸膜上做一切口，将手伸入肋胸膜内面的腔隙即胸膜腔内进行探查，贴于膈上面的是膈胸膜，贴于纵隔外侧面的为纵隔胸膜；肺尖上方的肋胸膜与纵隔胸膜移行处是胸膜顶，可超过锁骨中、内 1/3 上方 2 ~ 3 cm 达颈根部；贴于肺表面的是脏胸膜，与肺组织贴得很紧，不易撕开。

（3）探查胸膜腔，脏胸膜与壁胸膜在肺根处相互移行延续；在左右肺周围分别形成 1 个完全封闭的窄隙。胸膜腔内为负压，有少量浆液，呼吸运动时，可减少 2 层胸膜间的摩擦。理解胸腔与胸膜腔的区别，理解气胸的定义。

（4）用手探查肋胸膜与纵隔胸膜、膈胸膜移行处形成的肋纵隔隐窝和肋膈隐窝，重点观察肋膈隐窝。肋膈隐窝是肋膈膜和膈胸膜相互移行处所形成的半环形潜在性腔隙。当深吸气时，肺下缘不能充满此隐窝。在半坐位时，肋膈隐窝为胸膜腔的最低部位，当胸腔积液时，液体首先积聚于此处，为临床胸膜腔穿刺抽液的部位。

（5）探查肺和胸膜的前缘及下缘的体表投影（表 2–2），下缘分别在锁骨中线、腋中线、肩胛线和后正中线上与第几肋相交？理解其临床意义。

ⓔ图 2-43 胸膜前面
ⓔ图 2-44 胸膜后面

表 2–2　肺和胸膜下界的体表投影

标志线	锁骨中界	腋中线	肩胛线	后正中线
肺下界	第 6 肋	第 8 肋	第 10 肋	第 10 胸椎棘突
胸膜下界	第 8 肋	第 10 肋	第 11 肋	第 12 胸椎棘突

（四）纵隔

（1）在纵隔标本和模型上，观察纵隔的境界，重点理解纵隔的概念。

（2）在大体标本上，以胸骨角和心包为界对纵隔进行分区，观察各区内分别有哪些主要器官及结构。

1）纵隔通常以胸骨角为界，分为上纵隔和下纵隔。

2）下纵隔又以心包为界，分为前、中、后 3 部。

ⓔ图 2-45 纵隔右侧面观
ⓔ图 2-46 纵隔左侧面观

（黄　飞）

复习思考题

1. 会厌是如何防止食物进入喉腔的？
2. 咳嗽是如何完成的？

数字课程学习……

自测题　教学 PPT

实验报告

1. 呼吸系统包括哪些结构？

2. 鼻旁窦包括哪些结构？各位于何处？开口于什么地方？经常感冒的人为什么容易发生鼻窦炎？当上颌窦发炎时，为什么容易积脓？

3. 喉位于何处？如何构成？在喉腔内能见到哪些结构？

4. 试述气管的位置及构造。左、右主支气管有何差异？

5. 肺位于何处？在形态、结构和分叶上左、右肺有何不同？

6. 胸膜可分为哪几部？什么是胸膜隐窝？其中最大、最重要的是哪一个？

7. 纵隔是如何区分的？

8. 看图填空。

1. ________ 2. ________

3. ________ 4. ________

5. ________ 6. ________

7. ________ 8. ________

9. ________ 10. ________

11. ________ 12. ________

13. ________ 14. ________

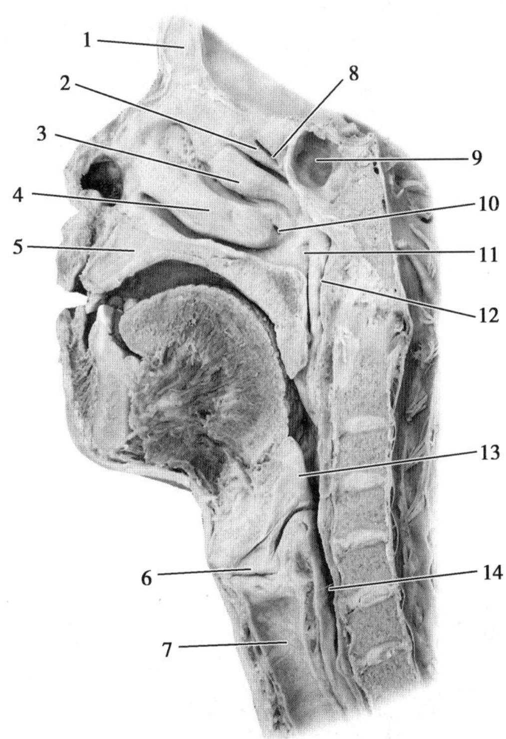

鼻腔内面观

实验十

泌尿系统

关键词

内脏　泌尿器官　位置　形态　结构

人体是如何产生尿液的？尿路结石好发于何处？为什么？女性为何好发尿路感染？本实验将引导你揭开谜底。本实验是泌尿系统器官标本的观察，首先是要建立整体系统概念，以泌尿道的连通作为主线进行观察和学习。首先在原位标本上观察泌尿系统各器官的位置及组成，然后在游离标本上，按解剖学姿势放好各个器官再观察其形态，查看其主要结构。泌尿器官的结构比较精细，观察时必须细心，动作要轻柔，以免损坏标本。

【实验要点】

1. 泌尿系统的组成。
2. 肾的形态与位置，肾的被膜及肾冠状切面上的结构。
3. 输尿管的行程、分部和狭窄。
4. 膀胱的形态、位置与分部。膀胱三角的位置、黏膜特点及其临床意义。
5. 女性尿道的形态特点。

【实验内容与方法】

1. 肾

（1）位置：在整体腹后壁原位标本和模型上观察。

ⓔ图2-47 肾的位置

1）肾位于腹膜后间隙，脊柱的两侧，属腹膜外位器官。

2）左肾上端平第11胸椎椎体下缘，下端平第2腰椎椎体下缘，第12肋斜过左肾后方的中部。

3）右肾上端平第12胸椎椎体，下端平第3腰椎椎体，第12肋斜过右肾后方的上部。

4）右肾比左肾低半个到一个椎体。

5）肾门约平第1腰椎，临床上常将竖脊肌外侧缘与第12肋之间形成的夹角称为肾区，是肾门的体表投影。

ⓔ图2-48 肾区

（2）形态：在游离肾标本和模型上进行观察。

1）肾可分为上、下两端，前、后两面，内侧、外侧两缘。

2）内侧缘中部凹陷，称肾门，有肾动脉、肾静脉、肾盂、神经和淋巴管等出入，这些结构被结缔组织包裹在一起，合称为肾蒂。

3）自肾门向肾实质凹入的腔称肾窦，窦内含有肾动脉的分支、肾静脉的属支、肾小盏、肾大盏、肾盂、神经、淋巴管和脂肪组织等。

ⓔ图2-49 肾的形态

（3）结构：结合肾冠状切面标本观察。

1）在肾的冠状切面上，肾实质可分为肾皮质和肾髓质两部分。肾髓质位于皮质深部，由15～20个肾锥体组成。

2）肾皮质伸入肾髓质的部分称肾柱。

3）肾锥体尖端伸向肾窦称肾乳头。包绕于肾乳头周围呈膜性漏斗状的结构，称肾小盏，2～3个肾小盏汇合成一个肾大盏，2～3个肾大盏汇合成肾盂。

ⓔ图2-50 肾冠状切面

ⓔ图2-51 肾被膜

（4）被膜：在腹部横断面标本和模型上，观察肾的被膜：由内向外依次为纤维囊、脂肪囊和肾筋膜。

2. 输尿管

（1）在大体标本和模型上观察输尿管的位置、起止、行程和分部。

1）输尿管位于腹后壁腹膜后方。

2）根据输尿管的走行，可分为腹段、盆段和壁内段三部分。

A. 腹段：起自肾盂，于腰大肌前方下行，左侧输尿管越过左髂总动脉分叉处的前方，右侧输尿管则越过右髂外动脉起始部的前方。

ⓔ图2-52 输尿管腹段

B. 盆段：沿盆腔侧壁下行，女性输尿管在距子宫颈外侧约 2.5 cm 处，有子宫动脉从外侧向内侧越过输尿管的前上方。

ⓔ图 2-53
输尿管盆段

C. 壁内段：斜穿膀胱壁，开口于膀胱底。

（2）在大体标本和模型上观察输尿管的三个生理性狭窄，这些狭窄常是结石滞留的部位。第一个狭窄在肾盂与输尿管移行处，第二个狭窄在跨越小骨盆入口处，第三个狭窄在斜穿膀胱壁处。

ⓔ图 2-54
男性膀胱位置和形态

3. 膀胱

（1）位置及毗邻：在正中矢状切面标本上，观察膀胱的位置及毗邻，重点关注男性、女性膀胱底和颈的毗邻差别。

1）成年人的膀胱位于小骨盆的前部。

2）前方：邻耻骨联合，后方：男性膀胱与精囊、输精管壶腹和直肠相邻，女性膀胱则与阴道和子宫相邻。

3）膀胱空虚时，膀胱尖不超过耻骨联合上缘。当膀胱充盈时，膀胱尖高出耻骨联合，膀胱上面的腹膜也随之上移，使膀胱前壁直接与腹前壁接触。此时进行膀胱穿刺或手术，可不经过腹膜腔。

ⓔ图 2-55
膀胱三角

（2）形态：在男、女性骨盆矢状切面标本和模型上，结合游离的膀胱标本观察其形态和分部。自膀胱前壁做一横行切口，观察其内腔结构，首先寻找输尿管口和尿道内口，其间为三角形的光滑区即膀胱三角。

1）膀胱为一肌性囊状贮尿器官，成年人容量为 350 ~ 500 mL。

2）膀胱空虚时近似锥体形，可分为：膀胱尖，朝向前上方；膀胱底，朝向后下方；膀胱体，位于膀胱尖与膀胱底之间；膀胱颈，位于最下部，其下段有尿道口。

3）膀胱底两侧输尿管口与尿道内口之间的三角形区域为膀胱三角，黏膜光滑而无皱襞，是肿瘤和炎症的好发部位，也是膀胱镜检查的定位标志。

4. 尿道　在男、女性正中矢状切面标本上，观察并对比男性、女性尿道，女性尿道直而短，长 3 ~ 5 cm，管腔较宽，经阴道前方向前下穿经尿生殖膈，开口于阴道前庭，因此，女性易发生尿路感染。

（柯荔宁）

复习思考题

1. 尿路结石好发于何处？为什么？
2. 为何女性易发生尿路感染？

数字课程学习……

自测题　　教学 PPT

实验报告

1. 泌尿系统包括哪些结构？各有何功能？

2. 何为肾门？通过肾门的管道有哪些？排列顺序如何？肾表面自内向外有哪些被膜？

3. 输尿管有几处狭窄？分别位于何处？

4. 膀胱在充盈和空虚时和腹膜的关系有何不同？膀胱三角位于何处？有何临床意义？

5. 男性、女性尿道在形态上有何不同？

6. 看图填空。

1. ____________ 2. ____________

3. ____________ 4. ____________

5. ____________ 6. ____________

7. ____________ 8. ____________

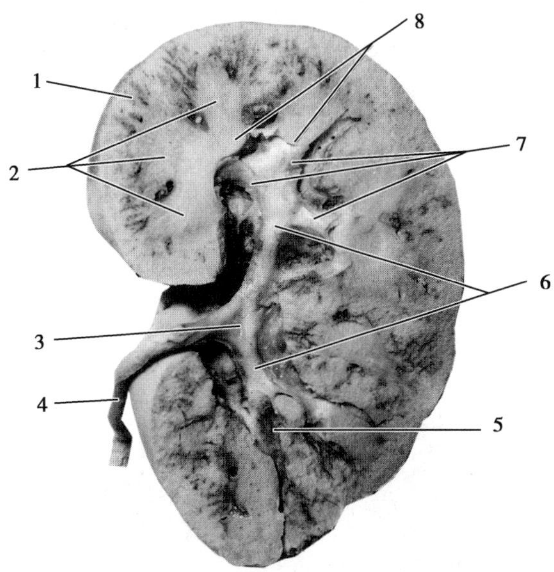

肾的冠状切面

实验十一

生殖系统

关键词

内脏　　生殖器　　位置　　形态　　结构

精子和卵子是如何产生的？又是从哪里排出的？妊娠时女性生殖器有何变化？本实验将引导你去揭开谜底。本实验是生殖器标本的观察，最重要的是建立整体系统的概念，以输精（卵）管道作为主线进行观察和学习。首先在原位标本上观察生殖系统各器官的位置及组成，然后在游离标本上，按解剖学姿势放好再观察各器官的形态结构。观察标本时，要严肃认真。

【实验要点】

1. 男性生殖器的组成。
2. 睾丸的位置和形态。
3. 附睾的位置和形态。
4. 输精管的分部，输精管结扎术常采用的部位。射精管的合成及开口部位。
5. 精索的组成及位置。
6. 前列腺的形态及位置。
7. 男性尿道的分部、弯曲和狭窄。
8. 阴茎的分部及构成。
9. 女性生殖器的组成。
10. 卵巢的位置和形态。
11. 输卵管的位置和分部，输卵管结扎的常用部位。
12. 子宫的形态、分部、位置和固定装置。
13. 阴道后穹的位置及临床意义。
14. 女性乳房的形态和结构特点。

【实验内容与方法】

（一）男性生殖系统

1. 在大体标本、概观标本及模型上观察男性生殖器的位置及组成。

ⓔ图 2-56 男性生殖系统概况

（1）男性内生殖器包括：生殖腺（睾丸），输精管道（附睾、输精管、射精管、男性尿道），附属腺体（精囊、前列腺、尿道球腺）。

（2）男性外生殖器包括阴囊和阴茎。

2. 睾丸

（1）在大体标本和游离标本上观察睾丸的位置和形态。

ⓔ图 2-57 睾丸

1）睾丸位于阴囊内，左、右各一。

2）睾丸可分为上、下端，前、后缘，内、外侧面。

3）前缘游离，后缘有附睾和输精管起始段附着。

（2）利用游离睾丸矢状切面标本并结合模型观察睾丸实质的内部构造。

ⓔ图 2-58 睾丸矢状切面

1）辨认睾丸白膜、睾丸纵隔、睾丸小隔、睾丸小叶。

2）辨认生精小管（用镊子向外牵拉小叶内的生精小管，观察其形态）。

3. 附睾

（1）在游离标本上观察附睾位置和分部。

ⓔ图 2-59 附睾

1）紧贴于睾丸后缘和上端。

2）分附睾头、附睾体、附睾尾 3 部分。

（2）纵行剖开附睾，观察其内的附睾管，理解其作用。

4. 输精管和射精管

（1）在大体标本和游离标本上观察输精管的行程及分部。

1）睾丸部：起自附睾尾，在附睾头水平移行为精索部。

2）精索部：介于睾丸上端水平与腹股沟管浅环之间的部分，输精管结扎常在此部进行。

3）腹股沟管部：位于腹股沟管内的部分。

4）盆部：自腹股沟管深环起，沿骨盆侧壁向后下行至膀胱底后面。其末端膨大形成输精管壶腹（用手触摸输精管呈坚硬的圆索状，其管壁厚，肌层发达，管腔细小）。

（2）在男性盆腔正中矢状切面模型和游离标本上观察射精管的合成及开口部位。

1）输精管近膀胱底处膨大呈壶腹状，末端变细与精囊排泄管合成射精管。

2）可观察到射精管斜穿过前列腺，开口于尿道前列腺部。

3）射精管较细小，一般须在特殊制作的标本上观察。

ⓔ图 2-60 精索

5. 精索　在大体标本和游离标本上观察精索的组成及位置。

（1）精索是位于睾丸上端至腹股沟管深环之间的柔软的圆索状结构。

（2）由输精管、睾丸动脉、蔓状静脉丛、神经和淋巴管、输精管动静脉及外包数层的被膜构成。

（3）认真观察并仔细辨认位于精索内的输精管，特别要求用两个手指去触摸输精管与睾丸动脉，体会两者的感觉有何不同。

6. 男性尿道　在男性盆腔矢状切面标本和模型上观察男性尿道的行程、狭窄和弯曲。

ⓔ图 2-61 男性尿道

（1）男性尿道起于膀胱的尿道内口，终于阴茎头的尿道外口，兼有排尿和排精功能。

（2）按其行程可分为前列腺部、膜部和海绵体部，临床上把前列腺部和膜部称为后尿道，海绵体部称为前尿道。

（3）3 个狭窄分别位于尿道内口、膜部和尿道外口，其中以尿道外口最为狭窄。

（4）2 个弯曲，一个位于耻骨联合的后下方、凹向前上方，称耻骨下弯，此弯曲恒定不变；一个位于耻骨联合的前下方，凹向后下方，称耻骨前弯，可变。

（5）临床上进行导尿或内镜检查时，要注意这些弯曲和狭窄，以免损伤尿道。

7. 附属腺

（1）精囊：在游离标本上观察。

ⓔ图 2-62 前列腺及精囊
ⓔ图 2-63 前列腺位置
ⓔ图 2-64 前列腺形态

1）位于膀胱底后方，呈长椭圆形囊状，左右各一，表面凹凸不平。

2）切开观察其腔内结构，理解精囊的功能。

（2）前列腺：在男性盆腔正中矢状切面模型和游离标本上观察其位置和形态。

1）位于膀胱与尿生殖膈之间，包绕尿道起始部。

2）分底、体、尖 3 部分。

3）前贴耻骨联合，后邻直肠下部，中央有尿道穿过。

4）前列腺后面正中线上有浅凹的前列腺沟，直肠指诊时，可隔直肠前壁触及。

（3）尿道球腺：呈豌豆大小的球体，可在尿生殖膈内寻找，其开口于尿道球部。

ⓔ图 2-65 阴囊

8. 男性外生殖器

（1）阴囊：在大体标本上切开阴囊壁观察其结构。

（2）阴茎

1）在游离标本上观察阴茎包皮和包皮系带（在腹侧连于包皮与尿道外口之间的皮肤皱襞），理解临床上行包皮环切术时，应注意避免损伤包皮系带的原因。

ⓔ图 2-66 阴茎横切面

2）在游离标本和阴茎横切面标本上观察阴茎的构成及海绵体的形态，可见阴茎由 3 个海绵体构成，每个海绵体的外面都包有一层坚厚的白膜，位于背侧的两个为阴茎海绵体，中央有阴茎深动脉；位于腹侧的一个为尿道海绵体，其中央部可见尿道穿过。

（二）女性生殖系统

1. 在女性生殖器原位标本、概观标本及模型上观察女性生殖器的组成。

ⓔ图 2-67
女性内生殖器

1）女性内生殖器包括卵巢、输卵管、子宫、阴道和附属腺体。

2）外生殖器即女阴。

2. 卵巢

（1）在女性正中矢状切面标本上观察。

1）位于子宫的两侧，盆腔侧壁髂内、外动脉所形成的夹角内。

2）卵巢分为内、外侧面，前、后缘和上、下端，其后缘游离，前缘有系膜及血管、神经出入为卵巢门。

3）上端借卵巢悬韧带固定于盆腔，是寻找卵巢血管的标志；下端借卵巢固有韧带连于子宫底两侧。

（2）了解卵巢随年龄变化的情况，数一数你所观察的卵巢表面有多少瘢痕性的凹陷，估计其年龄。

3. 输卵管

（1）在女性盆腔正中矢状切面标本上，沿子宫角向外侧可触及圆索状的肌性管道即输卵管，其位于子宫阔韧带内部上缘，注意不要与子宫圆韧带相混淆。

（2）在经子宫冠状切面游离标本上，输卵管由外向内可分为 4 部。

1）漏斗部：中央有输卵管腹腔口，其游离缘有许多指状突起，称输卵管伞。临床上常以此作为识别输卵管的标志。

2）壶腹部：卵子通常在此部受精。

3）峡部：是输卵管结扎术常选用的部位。

4）子宫部：穿行于子宫壁内的部分，末端与子宫腔相通。

4. 子宫

ⓔ图 2-68
女性盆部矢状切面

（1）在女性盆腔正中矢状切面标本上，观察子宫的位置及姿势。

1）子宫位于盆腔中央，前邻膀胱，后邻直肠。

2）正常未孕成年女性的子宫呈前倾前屈位。前倾：指子宫向前下方倾斜，即子宫长轴与阴道约成向前开放的钝角，略大于 90°。前屈：指子宫体与子宫颈之间弯曲，形成向前开放的钝角，略大于 170°。

ⓔ图 2-69
子宫形态

（2）在经阴道冠状切面的子宫及周围结构标本或模型上观察子宫形态和分部。

1）可分为子宫底、子宫体、子宫颈三部。

A. 子宫底：两侧输卵管子宫口以上的钝圆部分。

B. 子宫颈：下端狭窄部分，其下 1/3 部伸入阴道内，称子宫颈阴道部，是宫颈癌和宫颈炎的好发部位；在阴道以上的部分称子宫颈阴道上部。

C. 子宫体：底和颈之间的部分。在子宫颈与子宫体交界处稍狭细，称子宫峡。

2）子宫的内腔分上、下部：上部称子宫腔，下部称子宫颈管。

（3）在盆部正中矢状切面标本上，观察维持子宫正常位置的韧带。

1）子宫阔韧带：起自子宫浆膜面，止于两侧盆壁，将子宫体连于盆腔侧壁，可限制子宫向两侧移动。

2）子宫圆韧带：起于子宫角输卵管子宫口的下方，穿经腹股沟管止于大阴唇皮下，是维持子宫前倾的主要韧带。

3）子宫主韧带：连于子宫颈阴道上部的两侧和盆腔侧壁之间，是防止子宫下垂的主要韧带。

4）骶子宫韧带：起于子宫颈阴道上部的后面，向后止于骶骨的前面。牵引子宫颈向后上方，以固定子宫颈，并与子宫圆韧带一起维持子宫的前倾前屈位。

（4）在游离子宫标本或模型上，观察子宫口的形态。观察子宫口是否位于坐骨棘平面以上，否则为子宫脱垂，理解导致子宫脱垂的原因。

（5）在腹膜完整的女性盆腔标本上，观察子宫与腹膜的关系。

1）除子宫两侧壁、子宫颈阴道上部的前壁和子宫颈阴道部无腹膜覆盖外，其余部分均被腹膜覆盖，理解经腹膜外剖宫产手术的入路及临床意义。

2）理解膀胱子宫陷凹和直肠子宫陷凹的临床意义。

5. 阴道

（1）在盆部正中矢状切面标本上观察阴道的位置和形态。

1）位于尿道与肛管间的前后略扁的肌性管道。

2）前壁短，后壁较长，平时前后壁相贴，呈塌陷状态。

（2）在游离子宫阴道的冠状切面标本和盆部正中矢状切面标本上观察。

1）包绕子宫颈阴道部的环形凹陷即阴道穹，探查阴道后穹。

2）将手指自肛门伸入直肠，于前壁探查所能触及的子宫颈、子宫口和直肠子宫陷凹。

6. 附属腺（前庭大腺） 在女性外阴浅层标本上，阴道后外侧的豌豆样结构即前庭大腺，探查其开口于阴道前庭。

7. 女性外生殖器

ⓔ图2-70 女性外生殖器

（1）在游离的女性外生殖器标本上观察其形态。

1）观察阴阜、大阴唇、小阴唇和阴蒂。

2）观察两侧小阴唇间的裂隙即阴道前庭，查看阴道口与尿道口的位置关系。

3）探查阴道两侧前庭大腺的开口。

（2）在女性外阴浅层标本上观察：阴道前庭外侧大阴唇皮下的马蹄铁形结构即前庭球，其后部有较小的前庭大腺。

（三）乳房

1. 在成人女性大体标本上观察 胸前壁乳房位置，重点查看平第4肋间隙或第5肋的乳头。

ⓔ图2-71 女性乳房

2. 在游离的乳房标本上观察 乳头和乳晕，并从乳头向外周寻找较细的管状结构，即输乳管。理解乳房脓肿切开引流时为什么常采取放射性切口。

3. 在经乳头的纵切面标本上观察 用镊子寻找连于乳腺深面，胸筋膜与皮肤、乳头之间的纤维组织即乳房悬韧带，理解其作用及乳腺癌晚期出现“橘皮征”的原因。

（四）会阴

1. 在会阴标本和模型上观察。

（1）广义会阴指盆膈以下封闭骨盆下口的全部软组织及其内的主要结构。

（2）广义会阴的境界、分区（肛区和尿生殖区）及肛门与外生殖器间的狭义会阴。

2. 在盆肌模型上观察　从上面观察封闭骨盆下口呈漏斗形的肛提肌。坐骨棘与耻骨联合间的肛提肌腱弓为其起点，中线前部有三角形的裂隙为盆膈裂孔，后部有肛管通过。肛提肌后部有较小的尾骨肌，前上方是闭孔内肌，后上方是梨状肌，分别封闭骨盆下口和侧壁。

ⓔ图 2-72
肛提肌和尾骨肌

3. 在会阴肌模型上观察　从下面观察尿生殖区内呈"八"字形贴于耻骨下支内面的坐骨海绵体肌、环绕在阴茎根部或小阴唇周围的球海绵体肌及两侧坐骨结节间的会阴浅横肌，在上述 3 块肌围成的三角形深面有会阴深横肌，理解尿生殖膈呈横位封闭盆膈裂孔，比较盆膈与尿生殖膈的异同点，认识会阴深、浅隙及坐骨肛门窝的位置和层次。注意其前方的尿道括约肌（在女性，又称尿道阴道括约肌）。肛区内有肛提肌及环绕于肛门周围的肛门外括约肌。

ⓔ图 2-73
男性会阴肌浅层

（柯荔宁）

复习思考题

1. 维持子宫前倾前屈位的韧带有哪些？分别位于何处？
2. 阻断精子和卵子结合的途径有哪些？

数字课程学习……

自测题　教学 PPT

实验报告

1. 输精管起于何处？可分为几部？何部位置最浅表？

2. 前列腺位于何处？有什么管道通过前列腺？

3. 男性尿道可分为哪几部？全长共有哪几个狭窄？有哪些弯曲？为男性患者导尿时，请根据所学的解剖学知识考虑应注意什么？

4. 精子由何处产生？通过哪些管道排出体外？结扎输精管后为何能达到绝育目的而不导致性征的改变？

5. 输卵管分哪几部？开口于何处？输卵管结扎常在何部进行？

6. 子宫位于何处？其正常姿势如何？维持子宫正常位置和姿势的结构有哪些？

7. 当乳腺脓肿切开排脓时，应如何选择手术切口？为什么？

8. 看图填空。

1. ________ 2. ________ 3. ________ 4. ________ 5. ________

6. ________ 7. ________ 8. ________ 9. ________ 10. ________

11. ________

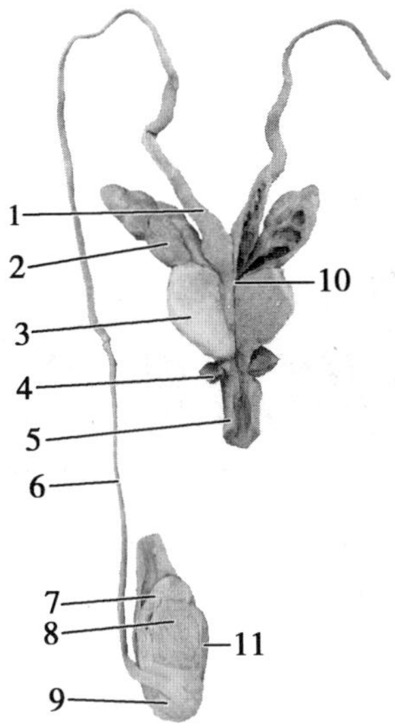

男性内生殖器

1. ________ 2. ________ 3. ________ 4. ________ 5. ________

6. ________ 7. ________ 8. ________ 9. ________ 10. ________

11. ________ 12. ________ 13. ________

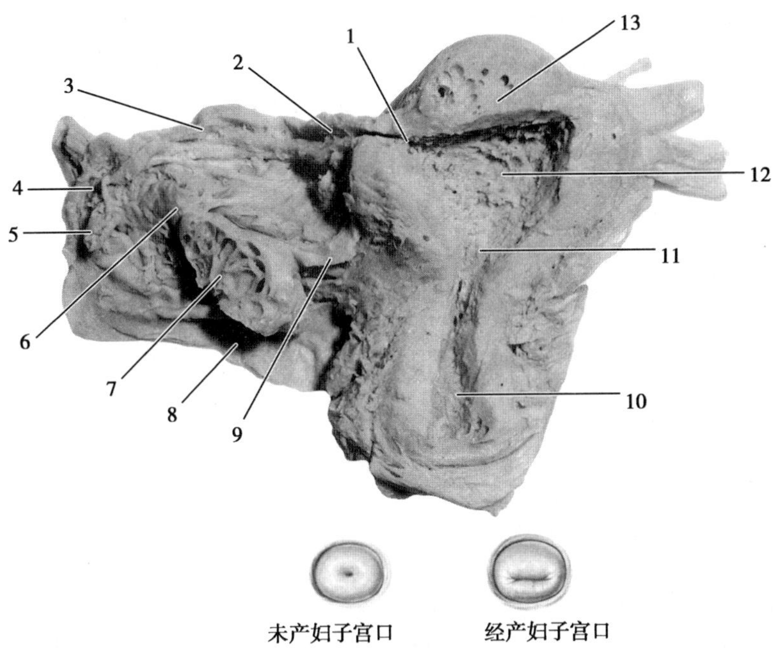

女性内生殖器

实验十二

腹膜及腹膜腔

关键词

内脏　　腹膜　　位置　　形态　　结构

腹部手术后患者为什么常采取半卧位？肝脓肿时为何脓液经常扩散蔓延至盆腔？本实验将引导你去揭开谜底。本实验是腹膜及腹膜腔标本的观察，首先借助图谱和模型理解腹膜及腹膜腔的概念，然后在原位标本上进一步触摸观察，理解腹膜与脏器的关系和腹膜形成的结构。腹膜比较薄，必须细心观察，观察时动作要轻柔，以免损坏标本。

【实验要点】

1. 腹膜和腹膜腔的概念。
2. 腹膜与脏器的关系。
3. 大网膜的位置和功能，小网膜的位置和分部，系膜的名称。
4. 直肠子宫陷凹的位置及其临床意义。

【实验内容与方法】

1. 腹腔　在整体腹、盆腔原位标本和模型上观察由骨盆上口、膈和腹壁围成的腹腔，腹腔内有脏器、血管、神经、淋巴及腹膜腔等。

2. 腹膜

（1）在整体腹、盆腔原位模型和腹部矢状面、横断面模型上观察。

1）腹膜是一层薄而光滑的浆膜，由单层扁平上皮和结缔组织构成。

ⓔ图 2-74 腹膜

2）衬贴于腹壁和盆壁内面的腹膜称壁腹膜。

3）被覆于脏器表面的腹膜称脏腹膜。

4）脏腹膜与壁腹膜相互移行所围成的潜在间隙称腹膜腔。

（2）在整体腹、盆腔原位标本上观察。

1）用镊子分离腹腔脏器表面及腹壁内面、膈下面，薄而光滑的膜性结构即腹膜。腹膜根据覆盖部位分为脏腹膜和壁腹膜。

2）从腹前壁向上、下及两侧分别探查其延续，壁腹膜与脏腹膜相互延续形成一个极不规则的囊状间隙，即腹膜腔。

3）观察脏器是否在腹膜腔之内。理解女性腹膜腔通过何处与外界相通。观察腹腔与腹膜腔的区别。理解腹膜的功能，思考腹部手术后患者常采取半卧位的原因。肾衰竭的患者采取腹膜透析的机制。

3. 腹膜与脏器的关系　在整体腹、盆腔原位标本和模型上观察。

（1）腹膜内位器官：脏器的表面几乎全部被腹膜包裹，如胃、十二指肠上部、空肠、回肠、盲肠、阑尾等。

（2）腹膜间位器官：脏器三面或大部分被腹膜包裹，如肝、胆囊、升结肠、膀胱等。

（3）腹膜外位器官：脏器仅一面被腹膜包裹，如肾、输尿管等。

注意不同部分属于不同腹膜包被类型的器官，如十二指肠各部分、空虚的膀胱和充盈的膀胱。

4. 腹膜形成的结构

（1）网膜

1）在整体腹、盆腔原位标本和模型上观察小网膜，由肝门向下移行到胃小弯与十二指肠上部的双层腹膜结构。连于肝与胃小弯之间，称肝胃韧带；连于肝与十二指肠上部之间，称肝十二指肠韧带，其内有 3 个重要结构，即右前方的胆总管、左前方的肝固有动脉及两者之后的门静脉。

2）自胃大弯下垂呈围裙状的黄色结构即大网膜，探查胃大弯与横结肠间的胃结肠韧带，查看其内的血管。

ⓔ图2-75 大网膜
ⓔ图2-76 网膜囊

3）切开小网膜，将手伸入其后方探查网膜囊的形态及围成。前壁有小网膜、胃后壁及胃结肠韧带，后壁为胰、左肾、左肾上腺、横结肠及其系膜（可将胃结肠韧带切断，把胃翻向上方观察）。上方为肝尾状叶和膈，下方为大网膜前、后2层愈合处。左侧有脾、胃脾韧带和脾肾韧带，右侧有网膜孔通腹膜腔。

4）在肝十二指肠韧带后方，自右向左将1~2个手指伸入网膜囊，经过的狭窄通道即网膜孔，用手触摸上方的肝尾状叶、下方的十二指肠上部、后方的下腔静脉及前方的肝十二指肠韧带，理解网膜囊及网膜孔的临床意义。思考胃后壁穿孔时其内容物易进入何处。

（2）系膜

ⓔ图2-77 肠系膜

1）腹部矢状面、横断面模型上观察系膜由双层腹膜形成。

2）将空、回肠拉出腹腔，观察连于肠管与腹后壁间的结构即肠系膜，系膜根部由左上斜向右下，长约15 cm，理解肠系膜的作用、临床意义及血管的分布特点。

3）将阑尾拉直，观察其系膜及游离缘的血管，理解阑尾为什么呈弯曲的蚯蚓状。

4）向上提起横结肠，观察其系膜及系膜内的血管。

5）向左侧牵拉乙状结肠，观察其系膜及系膜内的血管，乙状结肠移动范围大，常易扭转。

（3）韧带：在大体标本上，触摸固定肝、脾和胃的韧带，其中肝镰状韧带呈矢状位，连于肝膈面与膈、腹前壁之间，其游离缘的圆索状结构即肝圆韧带，连于脐；肝冠状韧带呈冠状位，连于肝膈面与膈之间，分前、后2层，末端融合成三角韧带。认真观察肝周围的韧带及其与周围结构的联系，理解肝周围的间隙及交通。

（4）腹膜襞和隐窝

1）在腹前壁标本或模型上，从内面观察，脐与膀胱间的腹膜襞为脐正中襞，向外侧依次为脐内侧襞、脐外侧襞；将腹膜剥离观察其深面的结构，理解这些结构的来源。

2）从内面观察脐正中襞与脐内侧襞间的膀胱上窝，脐外侧襞内侧的腹股沟内侧窝和外侧的腹股沟外侧窝，重点注意观察腹股沟内、外侧窝与腹股沟三角和腹股沟管腹环的关系，从而理解腹股沟斜疝和直疝的突出部位及鉴别要点。

（5）腹膜陷凹

1）在盆部正中矢状切面标本上，探查男性膀胱与直肠间的腹膜反折处即直肠膀胱陷凹。此为男性腹膜腔的最低点。腹膜腔积液时，直立位下易积聚于此。

2）探查女性膀胱与子宫间的膀胱子宫陷凹和子宫与直肠间的直肠子宫陷凹。直肠子宫陷凹为直立位女性腹膜腔的最低位置，液体易积聚。理解该陷凹的临床意义。

（肖亮星）

复习思考题

1. 腹部手术后患者为什么常采取半卧位？
2. 肾衰竭患者采取腹膜透析的机制是什么？

数字课程学习……

自测题　教学 PPT

实验报告

1. 腹腔与腹膜腔的区别有哪些？

2. 按被覆腹膜的情况不同，对腹部消化器官进行分类。

3. 肝十二指肠韧带内有哪3个重要结构？它们的排列关系如何？

4. 试述网膜囊的组成及交通。

5. 盆腔内有哪些腹膜陷凹？

第三篇 脉管系统

实验十三

心

关键词

心　肺　血管　位置　形态

心是如何工作的？血液在心腔内是如何流动的？临床上某些心脏病患者为什么要安装起搏器？急性心肌梗死的原因及冠状动脉旁路移植手术的机制是什么？本实验将引导你去揭开谜底。本实验内容是心标本的观察，其关键是要把心标本放在解剖方位上进行观察，查看其主要结构。心的形态结构较复杂，尤其是心腔的结构，需结合教材和图谱进行观察，并密切联系其功能进行学习，这样才容易理解和记忆。

【实验要点】

1. 心血管系统的组成，体循环和肺循环的途径。
2. 心的位置、外形和各腔的形态结构。
3. 心壁的构造，房间隔、室间隔的形态结构及薄弱区。
4. 心传导系统的组成。
5. 左、右冠状动脉的起始、行径、重要分支及分布区域。
6. 心大、中、小静脉的行径、注入。
7. 心包的构成。

【实验内容与方法】

1. 位置及外形

（1）在打开胸前壁的大体标本上，观察位于胸腔中纵隔内的心及其毗邻结构；切开心包的前壁，重点观察心在正中线上的情况（约 2/3 在身体正中线的左侧，约 1/3 在其右侧），长轴倾斜的方向及其与胸前壁相邻的部位。

ⓔ图 3-1
心的位置

（2）在游离心标本上，首先根据心尖朝向左前下方摆正心的位置，然后观察心的 1 尖、1 底、2 面（胸肋面、膈面）、3 缘（左缘、右缘和下缘）和 4 条沟。

1）心尖：朝向左前下方，由左心室构成，体表投影在左侧第 5 肋间隙与左锁骨中线交点内侧 1～2 cm 处。

2）心底：朝向右后上方，由壁薄的左心房和右心房构成，两者之间有明显的房间沟分隔。出入心的大血管连于心房和心室。

ⓔ图 3-2
心外形（前面观）
ⓔ图 3-3
心外形（膈面观）

3）胸肋面：朝向前上方，右心房和右心室占大部，小部分为左心室和左心房，左、右心室间有前室间沟分隔。

4）膈面：朝向后下方，与膈肌相贴，由左心室和右心室构成，其间有后室间沟。

5）下缘：较锐，呈水平位，主要由右心室和心尖构成。

ⓔ图 3-4
心外形（右侧面观）
ⓔ图 3-5
心外形（左侧面观）

6）右缘：垂直，由右心房构成，右心房向左前方突出的耳状结构为右心耳。

7）左缘：圆钝倾斜，由左心室和左心房构成，左心房向前突出的耳状结构为左心耳。

8）冠状沟：在近心底处，有一环形的冠状沟，是心房与心室在心表面的分界标志。

9）室间沟：在心的胸肋面和膈面各有 1 条纵行的沟，分别称为前室间沟和后室间沟，是左、右心室在心表面的分界线。

2. 心腔

（1）观察方法

1）在心模型和游离心标本上：依据心表面的沟明确心室间、心房间及心室与心房间的表面分界线。

2）在游离心标本上：辨认各心腔的出入口及其瓣膜。①观察右心耳、左心耳、梳状肌。②在左、右心室探查乳头肌的形态和数目，观察其上连接的细长白色腱性结构即腱索与左、右房室口处瓣膜的关系；牵拉瓣膜，观察瓣膜附着于左、右房室口周围的二、三尖瓣环处，理解由二、三尖瓣环，瓣膜，腱索和乳头肌形成的二、三尖瓣复合体的作用。③观察肺动脉口处的肺动

ⓔ图 3-6
心纤维环和瓣膜
ⓔ图 3-7
三尖瓣复合体
ⓔ图 3-8
二尖瓣复合体
ⓔ图 3-9
主动脉瓣

脉瓣，主动脉口处的主动脉瓣，比较与二、三尖瓣的形态差异，理解其功能。

ⓔ图3-10 右心房
ⓔ图3-11 右心室
ⓔ图3-12 左心室

（2）心腔的形态（表3–1，表3–2）

表3–1 右心房与左心房的形态

	右心房	左心房
前部	右心耳、界沟—梳状肌，界嵴	左心耳—梳状肌
后部 入口	上腔静脉口、下腔静脉口、冠状窦口	肺静脉口（4个）
后部 出口	右房室口	左房室口

表3–2 右心室与左心室的形态

	右心室	左心室
流入道→入口	右房室口→三尖瓣	左房室口→二尖瓣
	三尖瓣复合体（功能单位）：纤维环、瓣膜、腱索、乳头肌	二尖瓣复合体
	结构：1个乳头肌发出的腱索连于相邻2个瓣膜游离缘	
	肉柱、隔缘肉柱、室上嵴	肉柱
流出道→出口	肺动脉口→肺动脉瓣	主动脉口→主动脉瓣
	动脉圆锥	动脉前庭

3. 构造

（1）心壁：由心内膜、心肌和心外膜3层构成。

ⓔ图3-13 心肌

1）在经心长轴的冠状切面标本上，观察心内膜和心外膜，重点探查心内膜形成的瓣膜。

2）在心肌标本上，观察心肌纤维的方向，重点观察心房肌与心室肌的关系，探查两者的附着部位（心纤维骨骼），理解心房肌与心室肌不同步收缩的形态学基础。

（2）心间隔

ⓔ图3-14 心间隔

1）室间隔：下部为较厚的肌部，位居左、右心室之间。上部为较薄的膜部，其左侧是左心室；右侧下部是右心室，上部是右心房。理解室间隔膜部的形成及临床意义。

2）房间隔：观察左、右心房的位置关系（右前方为右心房，左后方是左心房）。注意房间隔右下部较薄的卵圆窝，理解卵圆窝的形成及临床意义。

4. 传导系统

（1）在心模型或标本上，辨认传导系统的位置和组成（包括窦房结、房室结、房室束及其分支）。

（2）在特殊染色的牛心腔标本上，观察深蓝色细丝状的左、右束支及浦肯野（Purkinje）纤维网。

5. 血管

（1）动脉：营养心的动脉为左、右冠状动脉。

ⓔ图3-15 心的血管（前面）
ⓔ图3-16 心的血管（左侧面）

1）左冠状动脉：在游离心的血管灌注标本或模型上，将肺动脉干与左心耳分开，可见其间的左冠状动脉主干起始部，分为旋支和前室间支。观察其走行、分支及分布范围。

A. 前室间支：沿前室间沟下降，分布于左、右心室前壁的一部分和室间隔前2/3部分。

B. 旋支：沿冠状沟向左绕至膈面，分支分布于左心房和左心室壁。

2）右冠状动脉：提起右心耳，可见右冠状动脉根部及其主干，观察右侧冠状沟内右冠状动脉的走行及分支。右冠状动脉经右心耳与肺动脉干之间入冠状沟，右行至膈面，延续为后室间支，沿途分支分布于左、右心室的下壁和室间隔的后1/3部，以及右心房、窦房结和房室结等。

（2）静脉

1）在游离心的血管灌注标本或模型上，根据动脉的走行、分布来观察静脉及其属支。前室间沟内有心大静脉，后室间沟内为心中静脉，右侧冠状沟内是心小静脉，心中静脉和心小静脉分别注入心大静脉延续形成的冠状窦。

ⓔ图3-17
心的血管（右侧面）
ⓔ图3-18
心的血管（膈面）

2）在左心房与左心室间的冠状沟后部辨认短粗的冠状窦，壁薄，探查其开口于右心房的部位。在右心室前壁辨认心前静脉，观察其直接开口于右心房的部位。

6. 心包

（1）在大体标本上观察心包的位置及形态，其为包裹心的纤维膜性囊，向上与大血管的外膜相延续，下方与膈的中心腱愈着。

ⓔ图3-19
心包

（2）在大体标本（打开心包前壁）上，用手触摸辨认心包的构成，外层较粗糙为纤维心包，内层光滑为浆膜心包的壁层，心表面光滑的心外膜为浆膜心包的脏层。两层在大血管根部相互移行，脏、壁两层之间的潜在性腔隙称心包腔。内含少量浆液，可减少心搏动时的摩擦。探查位于心包前壁与膈之间、由前壁移行至下壁所形成的心包前下窦，位于左心房后壁、左右肺静脉、下腔静脉与心包后壁之间的心包斜窦，以及位于升主动脉、肺动脉和上腔静脉、左心房之间的心包横窦。

ⓔ图3-20
心包斜窦
ⓔ图3-21
心包横窦

（李　岩）

复习思考题

1. 比较二尖瓣与主动脉瓣的形态差异，理解其功能。
2. 冠状动脉旁路移植术的机制是什么？

数字课程学习……

自测题　教学 PPT

实验报告

1. 心的瓣膜有哪些？各位于何处？

2. 左冠状动脉的起始、走行、分支和供应范围如何？

3. 右冠状动脉的起始、走行、分支和供应范围如何？

4. 心的传导系统依次包括哪些部分？

5. 心包和心包腔是如何构成的？

6. 看图填空。

1. ＿＿＿＿＿＿ 2. ＿＿＿＿＿＿

3. ＿＿＿＿＿＿ 4. ＿＿＿＿＿＿

5. ＿＿＿＿＿＿ 6. ＿＿＿＿＿＿

7. ＿＿＿＿＿＿ 8. ＿＿＿＿＿＿

9. ＿＿＿＿＿＿ 10. ＿＿＿＿＿＿

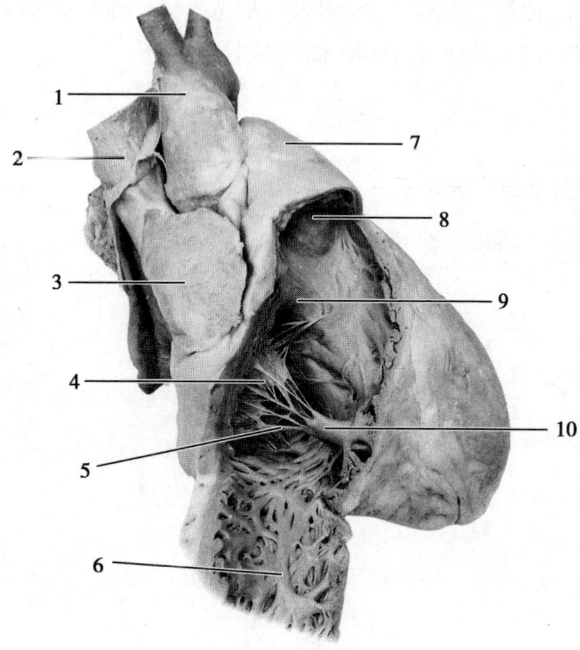

右心室（前壁打开）

实验十四 动脉

关键词

血管　　动脉　　分支　　分布

动脉是如何把血液从心运送到全身各器官的？测量血压、摸脉搏时常选哪条动脉？常见的动脉压迫止血点有哪些？本实验将引导你去揭开谜底。本实验是动脉标本的观察，其关键是在血液循环的整体观下，以头颈、上肢、胸部、腹部、盆部和下肢 6 部分为重点，学习各部动脉主干的来源、走行、主要分支及其分布范围。注意在标本上区别动、静脉（大部分标本动脉内注有红色的乳胶）。观察时动作要轻巧，不要用力牵拉，以免将动脉扯断。观察后要将动脉恢复到原解剖位置上。

【实验要点】

1. 肺动脉干及其分支的行径，动脉韧带的位置。

2. 主动脉的起止、行径、分部和分支。

3. 左、右颈总动脉的位置、起止、行径和分支。颈动脉窦和颈动脉小球的形态、位置与功能概况。颈外动脉主要分支的行径和分布。颈内动脉在颈部的行径。

4. 锁骨下动脉、腋动脉、肱动脉、桡动脉和尺动脉的起止、行径和分支分布。

5. 胸主动脉的起止、行径和分支。肋间后动脉的行径和分布。支气管动脉和食管动脉的行径。

6. 腹主动脉的起止、行径和分支。腹腔干、肠系膜上动脉、肠系膜下动脉及它们的分支和分布。肾动脉、睾丸动脉或卵巢动脉的行径和分布。

7. 髂总动脉的起止和行径。髂内动脉的分支和分布，子宫动脉的行径和分布。

8. 髂外动脉、股动脉、腘动脉、胫后动脉、胫前动脉和足背动脉的起止、行径和分布。

【实验内容与方法】

（一）肺循环的动脉

1. 在打开胸前壁的大体标本上，观察从右心室的动脉圆锥向左后上方走行至主动脉弓下方分叉处的短干即肺动脉干。其分出左、右肺动脉。

2. 左肺动脉较短，横行越过胸主动脉及左主支气管的前方入肺；右肺动脉较长而粗，经升主动脉及上腔静脉的后方入肺。

3. 重点观察肺动脉干分叉处连于主动脉弓下缘间的动脉韧带，理解其发育（动脉导管的遗迹）及临床意义。

（二）体循环的动脉

1. 主动脉　在全身动脉铸型和大体标本上，观察主动脉的行程、分部及各部的重要分支。主动脉是体循环的动脉主干。根据其行程可分为升主动脉、主动脉弓和降主动脉。

（1）升主动脉：位于心包内，起自左心室的主动脉口，向右前达右侧第2胸肋关节水平，移行为主动脉弓，在升主动脉的起始部发出左、右冠状动脉。

（2）主动脉弓：接续升主动脉，弯向左后方，至第4胸椎椎体下缘移行为降主动脉。在主动脉弓的凸侧发出3条较大的动脉，自右向左依次为头臂干、左颈总动脉和左锁骨下动脉。头臂干分为右颈总动脉和右锁骨下动脉。

ⓔ图3-22 胸主动脉及其分支
ⓔ图3-23 腹主动脉及其分支

（3）降主动脉：接续主动脉弓，以膈的主动脉裂孔为界，分为胸主动脉和腹主动脉。腹主动脉沿腰椎前面下行，在平第4腰椎高度分为左、右髂总动脉。

2. 头颈部动脉

（1）颈总动脉：在头颈部血管原位和灌注标本上观察。

1）颈总动脉居气管和食管的外侧，于甲状软骨上缘分为颈内动脉和颈外动脉。活体上于胸锁乳突肌前缘可触摸到颈总动脉的搏动。

2）重点鉴别颈内动脉与颈外动脉。①向上延续有分支者是颈外动脉，无分支者为颈内动脉。

②位于前内侧者为颈外动脉，后外侧者是颈内动脉。③向上进入颅腔的是颈内动脉，不进入颅腔的为颈外动脉。

3）颈总动脉分支为颈内动脉处的膨大部即颈动脉窦，理解颈动脉窦作为压力感受器的作用及临床意义。将颈总动脉分叉处翻起，寻找分叉处后方的多个扁椭圆形小体即颈动脉小球，理解其作为化学感受器的作用及临床意义。

ⓔ图3-24
颈外动脉及其分支

（2）颈外动脉：在头颈部血管原位和灌注标本上观察。

1）颈外动脉在甲状软骨上缘水平起于颈总动脉，向上于下颌颈后方分为两终支。

2）查看从其前壁发出的第1个分支即甲状腺上动脉，至甲状腺侧叶上极和喉。在舌骨大角水平寻找舌动脉起始部，舌动脉经下颌下三角至口腔底部。从舌动脉上方发出至面部的是面动脉，重点观察经过下颌体表面与咬肌前缘处的面动脉，即压迫止血点。在下颌颈高度分出向上的颞浅动脉和横行走向深方的上颌动脉，重点观察经过外耳门前方的颞浅动脉，并在活体上触摸其搏动。上颌动脉经翼内、外肌之间进入翼腭窝，辨认其分支，重点寻找在下颌颈深面发出向上的脑膜中动脉和向下的下牙槽动脉，探查其经棘孔进入颅腔处，理解颅骨侧面翼点处外伤后易引起硬膜外血肿的原因。寻找并观察枕动脉、耳后动脉和咽升动脉。

（3）颈内动脉：垂直上升经颈动脉管外口进入颈动脉管而入颅腔。

3. 上肢动脉

（1）在全身动脉铸型标本和大体标本上观察上肢动脉的分段：上肢动脉主干为锁骨下动脉，其右侧起自头臂干，左侧发自主动脉弓，向外至第1肋外缘延续为腋动脉。腋动脉至大圆肌处延续为肱动脉。肱动脉至桡骨颈高度分为尺动脉和桡动脉。尺动脉和桡动脉在手掌吻合形成掌浅弓和掌深弓（图3-1）。

ⓔ图3-25
上肢动脉铸型

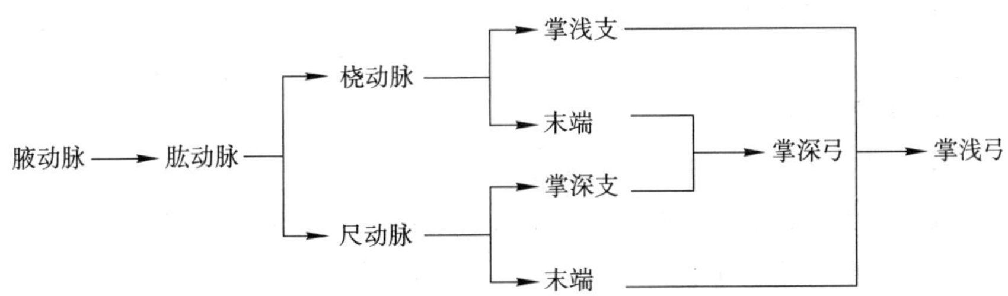

图3-1　腋动脉及其分支

（2）锁骨下动脉：在全身动脉铸型标本和上肢标本上观察辨认锁骨下动脉的分支。

1）椎动脉：从上壁发出，沿前斜角肌内侧缘垂直上行，向上穿6个颈椎横突孔，经枕骨大孔入颅。

2）胸廓内动脉：在椎动脉相对侧发出，下行于胸骨侧缘后方，探查其终末支（肌膈动脉和腹壁上动脉）及分布。

3）甲状颈干：从上壁发出的短干，探查其主要分支，重点是甲状腺下动脉经颈总动脉后方至甲状腺处。

（3）腋动脉：在大体标本上将上肢外展，辨认腋动脉的分支。

ⓔ图3-26
腋动脉及其分支

1）胸外侧动脉：沿胸侧壁至前锯肌。

2）胸肩峰动脉：从上壁发出的短干，再分支至三角肌、胸大肌、肩关节。

3）肩胛下动脉：从下后壁发出，下行后又分为至背阔肌的胸背动脉和经三边孔向后的旋肩胛动脉。

4）旋肱后动脉：伴腋神经穿四边孔，绕肱骨外科颈与旋肱前动脉吻合，理解肱骨外科颈骨折对血管的影响。

（4）肱动脉：在上肢血管原位标本上，沿肱二头肌内侧沟下降的即是肱动脉，肱动脉在臂部发出较大的肱深动脉，经桡神经沟至臂后部，终支参与构成肘关节动脉网。活体于臂中下部近肘关节处可触摸到肱动脉搏动，压向肱骨可行上肢止血，常为测量血压的部位。

（5）桡动脉和尺动脉：在上肢血管原位标本上观察。

1）桡动脉：在肘窝处由肱动脉发出，于前臂外侧下降，可在肱桡肌肌腱与桡侧腕屈肌腱间寻找，桡动脉于腕部斜过拇长展肌和拇短伸肌腱深面转至手背，穿第1掌骨间隙入手掌，发出掌浅支、拇主要动脉和终末支；在腕上部桡动脉位置比较表浅，可触摸其搏动，是中医诊脉的部位。

2）尺动脉：沿前臂内侧下降，可在前臂尺侧腕屈肌深面寻找。尺动脉在豌豆骨桡侧经腕掌侧韧带与腕横韧带间达手掌，至腕部发出掌深支和终末支；在尺动脉起始部的下方寻找骨间总动脉，探查沿骨间膜前后下降的骨间前、后动脉，理解其供血范围。

ⓔ图3-27 掌浅弓

（6）掌浅弓：在上肢血管原位标本和血管铸型标本上观察。

1）位于指浅、深屈肌腱和蚓状肌表面的血管弓即掌浅弓。

2）由桡动脉掌浅支和尺动脉终末支吻合而成。

3）从弓的凸侧发出3条指掌侧总动脉，至掌指关节附近分为2条指掌侧固有动脉，注意在掌指关节附近用镊子提起指掌侧总动脉，观察深面的掌心动脉。

ⓔ图3-28 掌浅弓及掌深弓

（7）掌深弓：在上肢血管原位标本和血管铸型标本上观察。

1）位于指浅、深屈肌腱和蚓状肌深面。

2）由桡动脉终末支和尺动脉掌深支吻合而成。

3）从弓的凸侧发出3条掌心动脉，探查其至掌指关节附近由深方浅出与指掌侧总动脉汇合共同形成指掌侧固有动脉的部位。

4）理解掌浅弓和掌深弓的生理及临床意义。

ⓔ图3-29 肋间动脉

4. 胸部动脉　在大体标本上，用镊子提起胸主动脉，观察由其后外侧壁上发出的肋间后动脉和肋下动脉（壁支），在肋间隙内探查其行程，注意动脉常与静脉、神经伴行于肋沟内。脏支较小不易观察。

5. 腹部动脉

（1）壁支：在大体动脉标本上观察。

1）膈下动脉：在膈下面主动脉裂孔下方寻找，注意观察自膈下动脉发出至肾上腺的肾上腺上动脉。

ⓔ图3-30 肾动脉、睾丸动脉

2）腰动脉：将腹主动脉下部分别拉向左、右侧，观察自其后外侧壁发出的4对腰动脉。

（2）成对脏支：在大体动脉标本上观察。

1）肾动脉：在进入肾门之前尚发出肾上腺下动脉至肾上腺。

ⓔ图3-31 腹腔干及其分支（胃前面观）
ⓔ图3-32 腹腔干及其分支（胃后面观）

2）肾上腺中动脉：到达肾上腺。

3）睾丸（卵巢）动脉：动脉细而长，睾丸动脉向下外行经腹股沟管参与精索的构成，分布于睾丸和附睾；卵巢动脉分布于卵巢和输卵管壶腹部。

（3）不成对脏支：在大体动脉标本上观察。

1）腹腔干（图3-2）：在主动脉裂孔下方的短粗动脉干即腹腔干，长1 cm左右，分为较细的向左到达胃的胃左动脉、较粗的向右到达肝的肝总动脉和向左经胰体后上方进入脾门的脾动

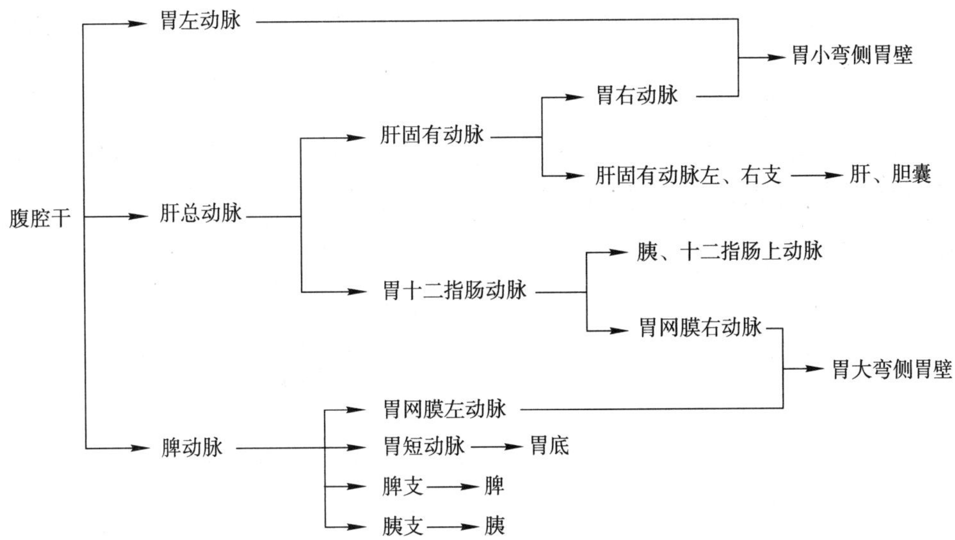

图 3-2　腹腔干及其分支

脉。跟踪观察其分支。

2）肠系膜上动脉：翻起胰，观察胰颈后方肠系膜上动脉的起始部，其经十二指肠水平部前方进入小肠系膜根部处；将空、回肠翻向左侧，向下查看肠系膜上动脉的分支。

ⓔ图 3-33 肠系膜上动脉及其分支

A. 空肠动脉和回肠动脉：分布于空肠和回肠。

B. 回结肠动脉：主要分布于回肠末端和盲肠，还发出阑尾动脉，分布于阑尾。

C. 右结肠动脉：分支营养升结肠。

D. 中结肠动脉：分布于横结肠。

3）肠系膜下动脉：将空、回肠翻向右侧，观察自第 3 腰椎高度于腹主动脉前壁起始的肠系膜下动脉，向左侧及下方探查根据到达器官命名的动脉。

ⓔ图 3-34 肠系膜下动脉及其分支

A. 左结肠动脉：分布于降结肠。

B. 乙状结肠动脉：分布于乙状结肠。

C. 直肠上动脉：分布于直肠上部。

6. 盆部动脉（髂内动脉）　在盆会阴正中矢状切面标本上，观察髂内动脉的走行及分支，注意辨认血管时可以脏器为标志逆行追踪。

（1）壁支

1）闭孔动脉：应先找到闭孔上部的闭膜管，穿过此管的动脉即闭孔动脉，再逆行观察其行程及起点。

2）通过臀部的梨状肌上、下孔处，牵拉穿出的动脉以辨认臀上、下动脉。

（2）脏支

1）膀胱上、下动脉：自膀胱体和底分别向上追踪膀胱上、下动脉，探查膀胱上动脉与脐动脉的关系。

2）在子宫体侧缘子宫阔韧带内寻找子宫动脉，逆行至子宫颈外侧查看其与输尿管的关系（子宫动脉从输尿管前上方越过），理解手术结扎子宫动脉时的注意事项；男性标本上自输精管逆行寻找相当于子宫动脉的较细的输精管动脉。

ⓔ图 3-35 盆腔动脉

3）阴部内动脉：探查经过坐骨小孔内的阴部内动脉，发现自梨状肌下孔穿出，可牵拉观察其起始部；向下追踪，经坐骨肛门窝（发出肛动脉、会阴动脉和阴茎或阴蒂动脉）至尿生殖区，供应会阴部的血液。

4）直肠下动脉较细，常与阴部内动脉共干，达直肠下部。

ⓔ图3-36 下肢动脉铸型

7. 下肢动脉　在全身动脉铸型和大体标本上观察下肢动脉分段：髂外动脉经腹股沟韧带深面后移行为股动脉。下肢动脉简示如图3-3。

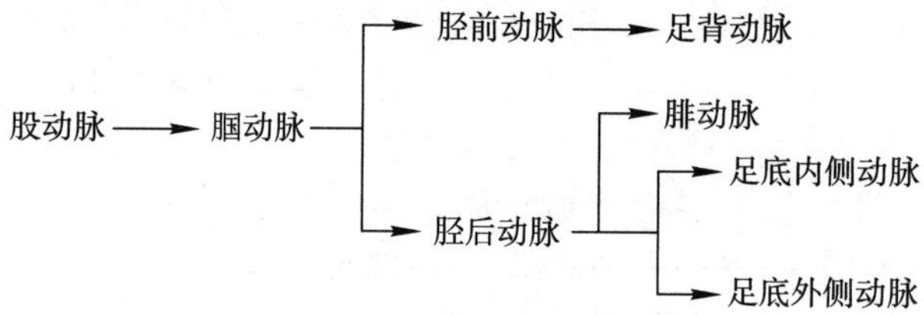

图3-3　下肢股动脉及其分支

（1）股动脉：在下肢血管标本上，于股三角内查看股动脉及向下经收肌管、收肌腱裂孔的行程，达腘窝后移行为腘动脉；寻认其发出的股深动脉。活体上于腹股沟韧带稍下方可触及其搏动。

（2）腘动脉：在下肢血管标本上，于腘窝深部查看腘动脉，观察在腘肌下缘分为胫前动脉和胫后动脉处。腘动脉的分支均较细小，参与膝关节动脉网的形成。

ⓔ图3-37 足底动脉

（3）胫后动脉：在下肢血管标本上，胫后动脉相当于腘动脉的直接延续，经小腿浅、深层肌间下行，穿踝管至足底分为足底内、外侧动脉。查看胫后动脉在小腿后面向外侧发出的较粗的腓动脉。

ⓔ图3-38 足背动脉

（4）胫前动脉：在下肢血管标本上，探查胫前动脉由后向前穿小腿骨间膜处，在小腿前群肌间可寻找到胫前动脉，经踝关节前方移行为足背动脉。

（5）足背动脉：在踝关节前方循足背向前下行穿第1跖骨间隙，与足底外侧动脉吻合形成足底动脉弓。在活体内踝与外踝连线中点可触摸到搏动的动脉即足背动脉。

（李　岩）

复习思考题

1. 按压动脉时为何能感受到动脉搏动？
2. 股动脉损伤出血时如何现场急救止血？

数字课程学习……

自测题　教学 PPT

实验报告

1. 主动脉主干走行、分部如何？升主动脉和主动脉弓各有哪些分支？

2. 腹腔干、肠系膜上动脉和肠系膜下动脉的主要分支有哪些及如何分布？

3. 试述胃的动脉分布及其来源。

4. 试述结肠的分部，以及分布于各部的动脉及其来源。

5. 应在何处结扎子宫动脉？为什么？

6. 看图填空。

1. ________　2. ________　3. ________　4. ________　5. ________

6. ________　7. ________　8. ________　9. ________

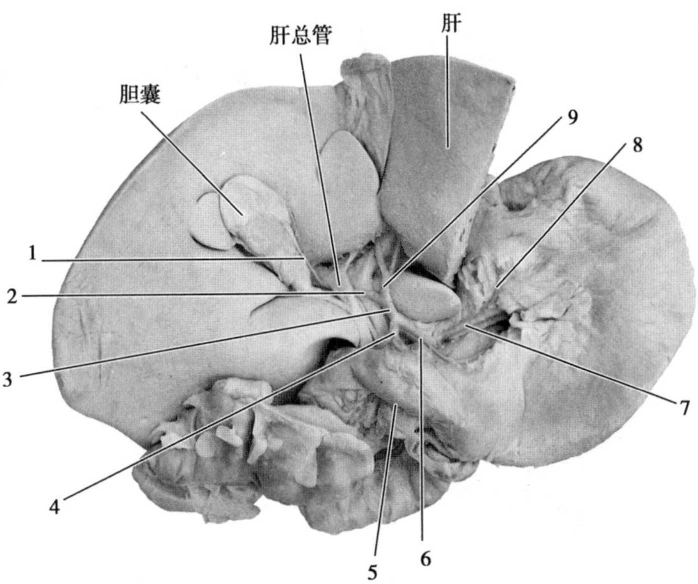

胃、肝和脾的动脉

实验十五
静脉

关键词

静脉　属支　分布

静脉是如何把血液从全身各器官运送回心的？临床取血的常用静脉有哪些？面部“危险三角”在哪里，为什么危险？肝硬化的患者为什么会出现腹水、呕血、便血和脐周静脉曲张等症状？本实验将引导你去揭开谜底。本实验主要观察头颈、上肢、胸部、腹部、盆部和下肢6部分的静脉。躯体的静脉通常分为浅、深2部分，浅静脉通常不与动脉伴行，变异较大；深静脉多与同名动脉伴行，在肘关节和膝关节以下均为2条静脉与同名动脉伴行。注意在标本上正确区别动、静脉（通常静脉管壁比动脉管壁薄、弹性差，易损坏，且管腔内多有血块）。观察时动作要轻巧，不要用力牵拉，以免将静脉扯断。观察后要将静脉放回原解剖位置。

【实验要点】

1. 上腔静脉的合成、起止、行程和收集范围。
2. 颈外静脉的位置。颈内静脉的起止、位置及主要属支（面静脉、下颌后静脉）。
3. 头静脉、贵要静脉和肘正中静脉的起始、行程、注入部位及临床意义。
4. 奇静脉的起始、收集范围和注入部位。
5. 下腔静脉的合成、起止、行程及收集范围。
6. 大隐静脉的起始、行程、注入部位及临床意义。小隐静脉的起始、行程和注入部位。
7. 肝门静脉的合成和收集范围、主要属支及其与上、下腔静脉的吻合和临床意义。

【实验内容与方法】

（一）肺循环静脉

在游离的心肺联合标本上，从后面观察连于肺门与左心房间的右肺上、下静脉，左肺上、下静脉。4 条静脉均较短，引流肺内动脉血至左心房。

（二）体循环静脉

1. 上腔静脉系 收纳头颈、上肢和胸部（除心、肺外）的静脉血。

（1）胸部静脉

1）上腔静脉：在打开胸腹壁的大体标本上，于升主动脉右侧找到上腔静脉，注意观察其形成及注入部位。

ⓔ图 3-39 上腔静脉及其属支

2）头臂静脉：在打开胸腹壁的大体标本上观察头臂静脉，左、右各一，由同侧的颈内静脉与锁骨下静脉汇合而成。

3）奇静脉：在胸后壁标本和模型上，从前面观察脊柱右侧的奇静脉、左侧下部的半奇静脉和左侧上部的副半奇静脉，探查其起始及注入部位，注意观察奇静脉勾绕右侧肺根上方注入上腔静脉。

（2）头颈部静脉：在头颈部静脉标本和模型上观察。

ⓔ图 3-40 头面部静脉

1）面静脉：位置浅，起自内眦静脉，行于面动脉后方与其伴行，通过眼上、下静脉及面深静脉与颅内海绵窦交通。结合标本和模型，在活体上观察面部“危险三角”。

2）颈外静脉：沿胸锁乳突肌表面走行，理解婴幼儿常取颈外静脉采血的原因。

结合活体标本观察：人发怒时，颈部两侧鼓起的粗大静脉即颈外静脉。

3）颈内静脉：自颅底颈静脉孔向下与颈内动脉、颈总动脉伴行，注入头臂静脉。

ⓔ图 3-41 上肢浅静脉

（3）上肢静脉：在游离上肢浅、深静脉标本上观察。

1）头静脉：起自手背静脉网的桡侧，沿前臂和臂的外侧上行，注入腋静脉或锁骨下静脉。

2）贵要静脉：起于手背静脉网的尺侧，沿前臂和臂的内侧上行，达臂中部注入肱静脉。

3）肘正中静脉：位于肘窝部，连接贵要静脉和头静脉。

4）尺静脉、桡静脉和肱静脉均与同名动脉伴行。

2. 心静脉系 在游离心的血管灌注标本或模型上观察，心大、中、小静脉汇合成冠状窦，后者开口于右心房。

3. 下腔静脉系　收纳腹部、盆部、会阴及下肢的静脉血。

ⓔ图3-42
下腔静脉及其属支

（1）腹部静脉：在大体标本上观察。

1）下腔静脉：位于脊柱右侧，腔大壁薄，由左、右髂总静脉于第5腰椎前方汇合而成，向上经肝的腔静脉沟，穿膈注入右心房。

2）肾静脉：较粗大，经肾动脉的前面注入下腔静脉。

3）卵巢（睾丸）静脉和肾上腺静脉：睾丸和附睾的小静脉吻合成蔓状静脉丛，参与构成精索并汇成睾丸静脉，左侧以直角注入左肾静脉，右侧以锐角注入下腔静脉。理解男性为什么易发生左侧精索静脉曲张。卵巢静脉起自卵巢静脉丛，注入部位同睾丸静脉。左肾上腺静脉注入左肾静脉，右侧注入下腔静脉。

4）肝静脉：在离体肝标本或模型上观察。在腔静脉沟上部（第二肝门），肝左、中、右静脉注入下腔静脉。

（2）盆、会阴部静脉：在盆、会阴正中矢状切面标本上观察。髂总静脉由髂内静脉与髂外静脉合成。再根据髂内动脉的分支探查髂内静脉的属支，注意盆部静脉于脏器周围先吻合成静脉丛，再汇合成相应静脉。

（3）下肢静脉：在下肢浅、深静脉标本上观察。

ⓔ图3-43
大隐静脉及其属支

1）大隐静脉：在足背内侧缘起自足背静脉弓，经内踝前方，沿小腿内侧、膝关节内后方和大腿内侧面上行，于腹股沟韧带下方穿隐静脉裂孔注入股静脉。临床上，内踝前方是经大隐静脉输血、补液的常用部位。

在大隐静脉穿隐静脉裂孔注入股静脉前，辨认其5个主要属支，可根据静脉的方位来区分。来自内上方的是腹壁浅静脉，外上方的是旋髂浅静脉，外下方的是股外侧浅静脉，内下方的是股内侧浅静脉，内侧横行的是阴部外静脉。

ⓔ图3-44
小隐静脉及其属支

2）小隐静脉：在足背外侧缘起自足背静脉弓，经外踝后方、沿小腿后面上升，穿深筋膜注入腘静脉。

3）在下肢深静脉标本上，探查髂外静脉，股静脉，腘静脉及胫前静脉、胫后静脉，观察它们与相应动脉的关系。在股部模拟静脉穿刺插管，了解注意事项。

（4）肝门静脉系

ⓔ图3-45
门静脉及其属支

1）肝门静脉及其属支：在大体标本上，于肝十二指肠韧带内探查，肝门静脉居于胆总管和肝固有动脉的后方，分为左、右支上行入肝门。切除胰颈，观察其后方由脾静脉和肠系膜上静脉汇合而成的肝门静脉起始部，肠系膜下静脉可汇入脾静脉或肠系膜上静脉。在肝十二指肠韧带下部寻找胃左、右静脉汇入处，沿胆囊追踪并寻找胆囊静脉汇入肝门静脉处；探查肝圆韧带表面较细的附脐静脉，查看其通过肝圆韧带裂汇入肝门静脉处。理解肝门静脉的特点及收纳范围。

2）在门－腔静脉吻合模型上，观察食管静脉丛、直肠静脉丛、脐周静脉网，探查其通过何途径实现门－腔静脉吻合。理解门－腔静脉吻合的意义。

肝门静脉与上、下腔静脉的吻合：

A. 肝门静脉→胃左静脉→食管静脉丛→食管静脉→奇静脉→上腔静脉。

B. 肝门静脉→脾静脉→肠系膜下静脉→直肠上静脉→直肠静脉丛→直肠下静脉、肛静脉→髂内静脉→髂总静脉→下腔静脉。

C. 肝门静脉→附脐静脉→脐周静脉网→可通过以下两个途径回流（图3-4）。

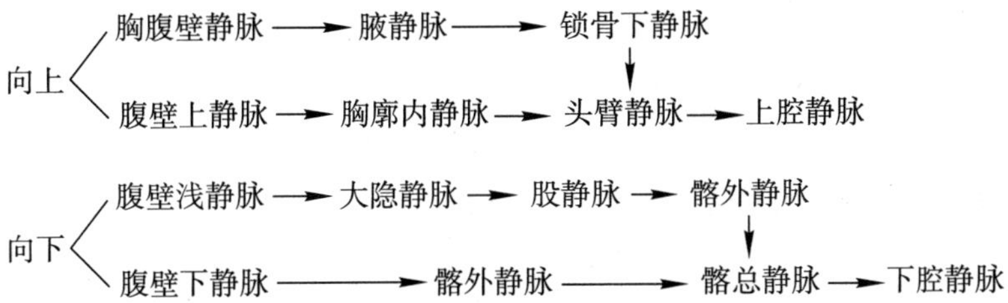

图 3-4　胸腹壁静脉与上、下腔静脉的吻合

（王明炎）

复习思考题

1. 简述奇静脉的起始、行程及注入部分。
2. 简述肝门静脉的特点，主要属支，与上、下腔静脉系的吻合部位及其临床意义。

数字课程学习……

自测题　教学 PPT

实验报告

1. 从头静脉输注的液体可经哪些途径到达心壁？

2. 治疗肺部感染时，由大隐静脉注入药物，用箭头示药物到达肺部的途径。

3. 治疗阑尾炎时，从手背静脉网给药到达阑尾的途径是什么？

4. 患者口服黄色药片后发现尿液变黄，其吸收和排出途径是什么？

5. 为何肝硬化引起门静脉高压的患者易出现呕血、便血？

6. 看图填空。

1. ____________ 2. ____________

3. ____________ 4. ____________

5. ____________ 6. ____________

7. ____________ 8. ____________

9. ____________

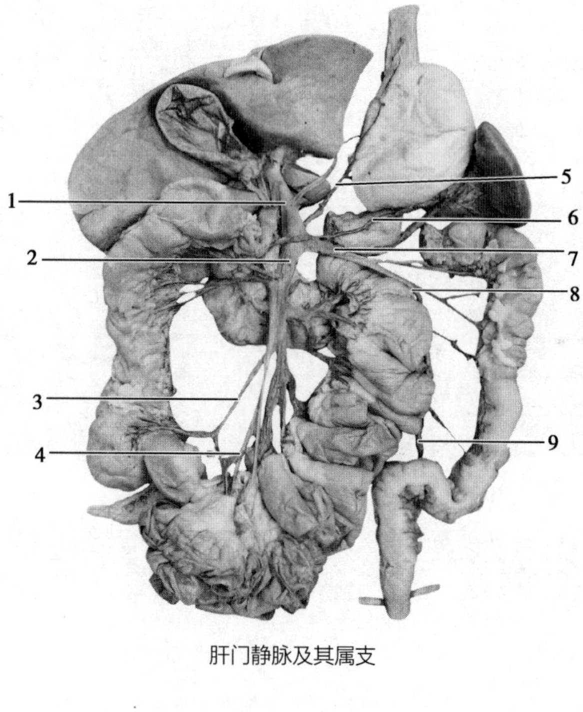

肝门静脉及其属支

实验十六

淋巴系统

关键词

淋巴管道　　淋巴结　　脾　　淋巴组织

淋巴系统是心血管系统的辅助系统，由淋巴管道、淋巴器官和淋巴组织构成。癌细胞是如何通过淋巴管道转移的？本实验将引导你去揭开谜底。本实验观察淋巴系统标本，寻找和辨认淋巴结和淋巴管道。淋巴结属于实质性器官，质地较硬，多位于体腔的隐蔽处和关节屈侧，如颈部、腋窝和腹股沟部。淋巴管管径小、管壁薄，只有在特制的标本上才能清楚地见到。观察时动作要轻巧，不要用力牵拉，以免将淋巴管道扯断，观察后放回原解剖位置。

【实验要点】

1. 淋巴系统的组成。
2. 淋巴干的形成和收集范围。
3. 胸导管及右淋巴导管的合成、注入部位和收集范围。
4. 全身主要淋巴结群的位置、收纳范围及回流。
5. 脾的位置和形态。

【实验内容与方法】

1. 淋巴管道

ⓔ图3-46 肠淋巴管

（1）在大体标本上将食管胸段翻起，观察后方与脊柱间的胸导管，向上、下追踪其行程：①是全身最粗大的淋巴管道；②通常在第1腰椎椎体前方由左、右腰干和肠干汇合而成；③其起始部多为梭形的囊状膨大，称乳糜池；④向上经膈的主动脉裂孔入胸腔，沿脊柱前面上行，注入左静脉角；⑤接纳左颈干、左锁骨下干和左支气管纵隔干；⑥收集下半身和左侧上半身，即全身3/4区域的淋巴回流。

ⓔ图3-47 胸导管

（2）在大体标本或淋巴模拟人上，观察右淋巴导管，长约1.5 cm，由右颈干、右锁骨下干和右支气管纵隔干汇合形成，注入右静脉角。

2. 淋巴器官

（1）胸腺：在幼儿标本上，于上纵隔前部辨认胸腺，为不对称的两叶，呈长条状。成人胸腺多，常被结缔组织替代，了解其功能。

（2）脾：在游离脾标本和大体标本上观察。

1）位置：脾是人体最大的淋巴器官，位于左季肋区，与第9～11肋相对，长轴与第10肋一致，正常情况时于左肋弓下不能触及。

ⓔ图3-48 脾脏面
ⓔ图3-49 脾膈面

2）形态：脾可分为膈、脏面2面和上、下2缘。

A. 脏面凹陷，近中央处为脾门，是血管、神经出入的部位。

B. 脾的下缘钝厚，上缘较锐，有2～3个脾切迹，是脾大时触诊的标志。

（3）淋巴结：在全身主要淋巴结群标本和淋巴模拟人上观察。

1）在模型上观察淋巴结的形态及其与淋巴管的连接，与凸侧相连的是输入淋巴管，与凹侧相连的是输出淋巴管，探查淋巴结的配布规律，理解其功能及临床意义。

ⓔ图3-50 头颈部淋巴结
ⓔ图3-51 颈外侧深淋巴结
ⓔ图3-52 腋淋巴结

2）头颈部的淋巴结群：①头部淋巴结：包括颏下淋巴结、下颌下淋巴结（位于下颌下腺周围）、腮腺淋巴结、乳突淋巴结和枕淋巴结；②颈部淋巴结：包括颈前淋巴结（位于颈前静脉、喉、气管和甲状腺周围）、颈外侧浅淋巴结（位于胸锁乳突肌浅面，沿颈外静脉排列）、颈外侧深淋巴结（沿颈内静脉周围排列）。

3）上肢的淋巴结群：重要的是腋淋巴结，位于腋窝内腋血管附近，分为5群，探查各群的位置。

4）胸部的淋巴结群：重要的有支气管肺门淋巴结，位于肺门处，又称肺门淋巴结，观察其位置、收纳范围及淋巴流向。

5）腹部的淋巴结群：包括腰淋巴结（沿腹主动脉和下腔静脉排列），腹腔淋巴结（位于腹腔干的周围），肠系膜上、下淋巴结（位于肠系膜上、下动脉根部），观察其位置及收纳范围。

6）下肢的淋巴结群：包括腹股沟浅淋巴结群（位于腹股沟韧带下方和大隐静脉末端周围）、腹股沟深淋巴结（位于股静脉根部周围），观察其排列及形态。

（王明炎）

复习思考题

1. 癌细胞是如何通过淋巴管道转移的？
2. 体检时如发现淋巴结肿大意味着什么？

数字课程学习……

自测题　教学 PPT

实验报告

1. 人体主要淋巴干有哪些？收集范围如何？

2. 试述全身淋巴导管的起始、行程、注入部位、所属的淋巴干和收集范围。

第四篇 感觉器

实验十七 视器

关键词

视器　眼球　角膜　视网膜　晶状体　结膜
泪器　眼球外肌

眼如何看清多彩的世界？中国人的“黑眼”、欧美人的“蓝眼”是何缘故？近视眼、老花眼和青光眼是何原因导致？白内障是哪里发生了病变？斜视又是怎么发生的？本实验将引导你去揭开谜底。本实验是眼标本的观察，由于眼的形态结构精细且复杂，因此，实验时要将标本和模型相结合，并尽可能对照活体进行观察。也可把眼与照相机进行类比以帮助理解和记忆。

【实验要点】

1. 视器的组成。
2. 眼球壁的层次，各层的分部及形态结构。
3. 眼球内容物的组成和作用。
4. 房水循环的途径。
5. 结膜的分部。
6. 泪器的组成和鼻泪管的开口部位。
7. 眼球外肌的组成和作用。

【实验内容与方法】

图 4-1 眼矢状切面

（一）眼球

利用眼球的标本、模型、新鲜动物眼球，并对照活体观察并理解眼的形态、构造。对于眼球模型，可先确定解剖学方位，反复拆卸和组装部件，以便理解眼球的构造（图 4-1）。

- 眼球
  - 眼球壁
    - 外膜（纤维膜）：角膜、巩膜
    - 中膜（血管膜）：虹膜、睫状体、脉络膜
    - 内膜（视网膜）：盲部、视部
  - 内容物：房水、晶状体、玻璃体

图 4-1　眼球的构造

图 4-2 眼球侧面观

1. 眼球壁

（1）外膜：又称纤维膜，在眼球模型上观察。外膜又可分为角膜和巩膜 2 部分。

1）角膜：约占外膜的前 1/6，无色透明，有屈光作用。无血管，但富有感觉神经末梢，感觉十分灵敏。

2）巩膜（人们常说的“眼白”）：约占外膜的后 5/6。在巩膜与角膜交界处的深面，有一环形小管，称巩膜静脉窦。（在眼球水平切面模型上观察）

（2）中膜：又称血管膜。在眼球水平切面模型上观察。中膜从前向后可分为虹膜、睫状体和脉络膜 3 部分。

图 4-3 瞳孔及其周围结构

1）虹膜：模型结合活体观察。虹膜呈冠状位圆盘状，中央有一圆形的孔，称瞳孔。虹膜内含有两种平滑肌：一种呈环行排列，称瞳孔括约肌；另一种呈放射状排列，称瞳孔开大肌。

2）睫状体：位于虹膜与脉络膜之间，是中膜最厚的部分。睫状体内含有睫状肌，该肌的舒缩可以调节晶状体表面的曲率。

3）脉络膜：衬于巩膜的内面。富有血管和色素细胞，具有营养眼球组织和吸收散射光线等作用。

（3）内膜（视网膜）：在眼球水平切面模型上观察。

1）可分为 2 部分：贴在虹膜和睫状体内面的部分无感光作用，称视网膜盲部；贴在脉络膜内面的部分有感光作用，称视网膜视部。

2）在后部，相当于眼球后极偏鼻侧，可见一圆盘状隆起，称视神经盘，此处无感光作用，又称生理性盲点。

3）在盲点的颞侧约 3.5 mm 处有一黄色小区，称黄斑。黄斑的中央凹陷称中央凹，是感光和辨色最敏锐的部位。

ⓔ图 4-4
眼底

2. 眼球内容物 在眼球水平切面模型上观察。

（1）晶状体：将呈双凸透镜的晶状体取出，观察其曲度，凸度较大者为后面，较小者是前面，理解其在物体成像中的作用、变化及临床意义。

（2）房水：观察角膜与晶状体间的腔隙即眼房。其内充满房水，被虹膜分为前、后 2 部分，两者借瞳孔相通；查看虹膜与角膜间的虹膜角膜角，理解房水的产生、循环途径及临床意义（由睫状体产生，经眼后房→瞳孔→眼前房→虹膜角膜角→巩膜静脉窦→睫状前静脉→眼静脉）。

（3）玻璃体：将晶状体后面较大的无色透明的玻璃体取出，观察其形状，理解其对视网膜的支撑作用及临床意义。

（4）屈光装置：将晶状体、玻璃体放回模型内，观察由角膜、房水、晶状体和玻璃体组成的屈光装置及特点（无色透明，不含血管）。

3. 动物眼球实验 牛眼或猪眼的解剖观察。取一新鲜眼球，沿赤道处剖开，观察、验证上述内容。

（1）眼球后半部最内为玻璃体，有的标本上仍呈胶冻状（类似果冻），有的则液化。此处眼球壁，肉眼观可分为三层：内层为乳白色，是视网膜的神经层，与视神经相对处的内面为中心略凹的视神经盘；中间一层由内面看呈蓝黑色，为视网膜色素上皮层，由外面看呈棕黑色，为脉络膜，两者紧贴在一起（理解视网膜剥离实为视网膜的神经层和色素上皮层的分离）；外层为白色、坚韧、致密的巩膜。在眼球后极偏内侧有视神经穿出巩膜，其外包以视神经鞘膜。

（2）眼球前半部从后方也可看到玻璃体及其表面的视网膜神经层，衬贴在脉络膜、睫状体和虹膜内表面的蓝黑色的视网膜色素上皮层。小心将胶冻状的玻璃体去除，用镊子从晶状体侧缘略微提起，仔细观察连于晶状体周缘与睫状体之间的睫状小带，此带为透明的膜样结构（对光照射可辨认细丝条带状，如果标本上晶状体已游离，则难观察到）。将晶状体挑出，用手术刀划破其外面，将晶状体实质从表面的薄膜即晶状体囊内挤出，观察其形态结构并用手感受其弹性。对照教材观察睫状体的睫状环与睫状突及其前方的虹膜与瞳孔（牛的瞳孔呈横裂状），以及最前方的角膜（透明）。最后将眼球壁前部沿矢状方向剪开，观察眼前房、眼后房及虹膜角膜角。

（二）眼副器

1. 眼睑和结膜

（1）在活体上观察眼睑的形状及结构。将眼睑翻起，观察眼睑内面透明的黏膜即睑结膜、眼球表面的球结膜、睑结膜与球结膜移行处的结膜穹窿。

（2）在眼睑层次标本上，辨认眼睑的 5 层结构，即皮肤、皮下组织、肌层（眼轮匝肌和上睑提肌）、睑板和睑结膜。注意睑板呈半月形，触之较硬。理解临床上“睑腺炎”和“睑板腺囊肿”的发生原因。

2. 泪器

（1）在显示泪器的标本上，观察位于眼眶上外侧部泪腺窝内的泪腺、泪乳头和泪点；用较硬的细铁丝自泪点伸入泪小管，经泪囊、鼻泪管探查至下鼻道。

ⓔ图 4-5
泪器

（2）理解泪液的产生、排出途径及临床意义（由泪腺产生，泪腺排泄小管→结膜囊→泪

ⓔ图 4-6 眼外肌上面观
ⓔ图 4-7 眼外肌前面观

点→泪小管→泪囊→鼻泪管→下鼻道）。

3. 眼外肌　在眼外肌标本和模型上观察，见表 4-1。

表 4-1　眼外肌的名称和作用

名称	作用
提上睑肌	上提上眼睑
内直肌	使眼球前端（瞳孔）转向内侧
外直肌	使眼球前端（瞳孔）转向外侧
上直肌	使眼球前端（瞳孔）转向上内方
下直肌	使眼球前端（瞳孔）转向下内方
上斜肌	使眼球前端（瞳孔）转向下外方
下斜肌	使眼球前端（瞳孔）转向上外方

（黄文华）

复习思考题

1. 根据眼屈光的机制，探讨眼屈光不正可能的原因。
2. 斜视是什么结构损伤导致的？

数字课程学习……

自测题　教学 PPT

实验报告

1. 眼球壁分几层？各层包括哪几部分？

2. 眼球内容物包括哪几部分？

3. 房水的产生及循环途径如何？

4. 泪液的分泌及排出途径是什么？

5. 眼外肌有哪些？各有何作用？

6. 光线是如何到达视网膜的？

7. 看图填空。

1. ____________ 2. ____________

3. ____________ 4. ____________

5. ____________ 6. ____________

7. ____________

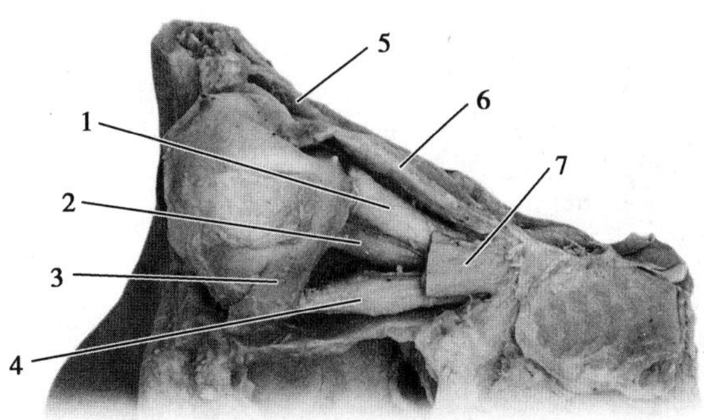

眼外肌（左外侧面）

实验十八

前庭蜗器

关键词

前庭蜗器　外耳　鼓膜　中耳　鼓室　听小骨
内耳　骨迷路　膜迷路

耳是如何听清声音的？为何会耳聋？为何会晕车？本实验将引导你去揭开谜底。本实验是耳标本的观察。由于耳的形态结构精细且复杂，实验时要尽可能多地结合特制的模型，做到标本和模型相配合。观察时应该先确定手中所持模型和标本的解剖学方位，在此基础上描述其形态，以帮助理解和记忆。

【实验要点】

1. 前庭蜗器的组成。
2. 鼓膜的位置、形态和分部。
3. 中耳的组成。鼓室各壁和听小骨的名称。
4. 咽鼓管的交通、功能及小儿咽鼓管的特点和临床意义。
5. 内耳的组成。骨迷路和膜迷路的分部。
6. 内耳感受器的名称、位置和作用。
7. 声波的传导途径。

【实验内容与方法】

在耳模型上辨认各结构，由于外耳、中耳、内耳 3 部分在颞骨内的连通方向是斜向前内侧，所以观察耳结构时，首先要摆正解剖学方位：用右手托起模型，耳郭朝外侧，其余部分指向前内方向（与颞骨岩部长轴一致）。

前庭蜗器又称位听器，包括位觉器和听器 2 部分。按部位可分为外耳、中耳和内耳 3 部分（图 4-2）。

图 4-8 前庭蜗器概观

前庭蜗器（耳）
- 外耳：耳郭、外耳道、鼓膜
- 中耳：鼓室、咽鼓管、乳突小房
- 内耳
  - 骨迷路：骨半规管、前庭、耳蜗
  - 膜迷路：膜半规管、椭圆囊、球囊、蜗管

图 4-2　耳的构造

（一）外耳

1. 耳郭　观察活体耳郭的形态及其主要结构。用手捏扁耳郭使之变形，观察耳郭是否会恢复原状。

2. 外耳道

（1）在耳模型上，外耳道由外侧 1/3 软骨部和内侧 2/3 骨性部构成。

（2）在耳模型上，探查其弯曲情况，软骨部向前上，骨性部向前下倾斜。模拟临床上做耳镜检查时观察鼓膜的操作，寻找可使外耳道呈近似直线管道的耳郭牵拉方向。

（3）观察活体，验证一下是否向后上方牵拉效果最佳。婴幼儿外耳道几乎全为软骨，考虑应向何方向牵拉耳郭为好。

3. 鼓膜　在标本或模型上观察鼓膜的位置，尤其是其倾斜情况，注意成人与婴幼儿的差别。

（1）鼓膜位于外耳道底与中耳之间，为一卵圆形半透明的薄膜。

（2）鼓膜凹面向前下方，与外耳道的下壁构成 45° 角。

（3）鼓膜中心向内凹陷的部分称鼓膜脐。

（4）鼓膜上部为松弛部，下 3/4 部为紧张部。

（5）在活体鼓膜中心的前下部有三角形的反光区，称为光锥。在游离标本上则寻找不到光锥，此为物理现象，并非解剖学结构，光锥消失是鼓膜病变的主要标志。

（二）中耳

在耳模型或锯开的颞骨标本上，首先摆正耳的位置，由前内向后外持拿，注意参照整颅标本确定耳的解剖学方位，然后观察。

ⓔ图4-9 鼓室

1. 鼓室　有6个壁，室内有3块听小骨。

（1）上壁：即鼓室盖，鼓室借此与颅中窝相邻。

（2）下壁：为颈静脉壁，它分隔鼓室和颈内静脉的起始部。

（3）前壁：为颈动脉壁，即颈动脉管的后壁。其上部有咽鼓管的开口。

（4）后壁：为乳突壁，上部有乳突窦的开口，向后通乳突小房。

（5）外侧壁：主要由鼓膜构成。

（6）内侧壁：又称迷路壁，即内耳的外侧壁。此壁后上部有一卵圆形的孔，称前庭窗。后下部有一圆形的孔，称蜗窗。

ⓔ图4-10 听小骨

（7）听小骨：在封装的听小骨标本上，观察3块听小骨的大小、形状。听小骨以形态命名，即锤骨、砧骨和镫骨。在听小骨放大模型上观察其主要结构及连接，理解锤骨柄与鼓膜脐和镫骨底与前庭窗的关系，以及听小骨链的杠杆放大作用及临床意义。

2. 咽鼓管　在标本或模型上观察。

（1）咽鼓管是连通咽与鼓室的通道。

（2）咽鼓管可以维持鼓室和外界气压的平衡，保证鼓膜的正常振动。

（3）小儿咽鼓管较成人的短粗，走向较平直，咽部的感染易经此管侵入鼓室，引起中耳炎。

3. 乳突窦和乳突小房

（1）在颞骨放大模型上，观察鼓膜上隐窝后方的乳突窦和颞骨乳突深处的蜂窝样腔隙，即乳突小房，此处常为中耳手术的入路部位。

（2）在锯开的颞骨标本上观察，可见这些小腔互相交通，向前借乳突窦与鼓室相通。鼓室壁覆有黏膜，此黏膜与咽鼓管及乳突窦、乳突小房内的黏膜相延续。

（三）内耳

在耳模型上观察位于鼓室与内耳道底之间，全部埋藏于颞骨岩部的骨质内的内耳，然后将内耳取下，按正常位置在内耳放大模型上观察其构成及形态。

ⓔ图4-11 骨迷路

1. 骨迷路　在内耳放大模型上，骨迷路自前内向后外由耳蜗、前庭和骨半规管3部分组成。

（1）骨半规管

1）骨半规管为3个互相垂直的半环形小管。

2）骨半规管可分为前骨半规管、后骨半规管和外骨半规管。

3）每管都有1个膨大的骨壶腹。

（2）前庭

1）前庭是位于骨半规管与耳蜗之间的不规则腔隙。

2）其外侧壁即鼓室内侧壁，有前庭窗和蜗窗。后部有5个小孔连于3个半规管，前方有1个孔通耳蜗。

（3）耳蜗

1）耳蜗由蜗螺旋管环绕蜗轴卷曲两圈半构成。

2）从蜗轴发出骨螺旋板连于蜗管，将管腔分隔为上方的前庭阶和下方的鼓阶。但在蜗顶的蜗孔处，前庭阶与鼓阶相交通。

2. 膜迷路　在内耳放大模型上，将半规管和前庭处的骨迷路去掉观察：从前内侧向后外侧可分为蜗管、椭圆囊和球囊及膜半规管3部分。

（1）蜗管：位于耳蜗骨螺旋管内。其下壁为基底膜，基底膜上有螺旋器，即听觉感受器。

（2）椭圆囊和球囊：位于前庭内。其内的椭圆囊斑、球囊斑是位觉感受器，可感受头部静止的位置及直线变速运动的刺激。

（3）膜半规管：位于膜壶腹壁上有隆起的壶腹嵴，是位觉感受器，能感受头部旋转变速运动的刺激。

（四）声波传导

在模型上演示声波空气传导的路径：声波→外耳道→鼓膜→听小骨链→前庭窗→前庭阶内的外淋巴→蜗孔→鼓阶内的外淋巴→蜗窗的第二鼓膜→膜蜗管内的内淋巴→基底膜上的螺旋器→蜗神经→听觉传导通路→大脑颞叶听觉中枢。

（黄文华）

复习思考题

1. 耳郭上布有耳穴，其治病机制是什么？
2. 根据声波传导路径，试述耳聋的病变部位在哪里。

数字课程学习……

自测题　教学PPT

实验报告

1. 试述鼓膜的位置、形态和分部。

2. 试述鼓室的6个壁各是什么。

3. 内耳的感受器有哪些？各位于何处？

4. 声波传导的途径如何？

第五篇 神经系统

实验十九 脊髓和脑干

关键词

脊髓　脑干　灰质　白质　神经核　纤维束　外形　内构

脊髓、脑干在神经系统对人体的调节和控制中起什么作用？脊髓、脑干病变或损伤时均有可能出现肢体瘫痪等症状，为什么？本实验将引导你去揭开谜底。本实验是脊髓、脑干标本的观察，其关键是要做到外形与内部结构相统一，建立整体概念。首先在放大的模型上观察脑干和脊髓的外形和内部结构，在传导通路模型上理解其功能。然后，在游离标本上观察其外形，并结合切片查看其内部主要结构。

【实验要点】

1. 脊髓的位置和外形。脊髓灰质、白质的位置和分部。
2. 脊髓灰质内主要神经核团及白质内主要纤维束的名称和作用。
3. 脑干的组成，脑干内主要神经核团的名称和性质，主要纤维束的名称和功能。

【实验内容与方法】

ⓔ图5-1 脊柱横断面

（一）脊髓

1. 脊髓的位置 在脊柱脊髓横断面模型、人体正中矢状切面标本上观察。

（1）脊髓位于椎管。

（2）脊髓上端平对枕骨大孔，下端成人终止于第1腰椎下缘，新生儿则在第3腰椎高度。

（3）理解腰椎穿刺和蛛网膜下隙麻醉常在第3、4腰椎或第4、5腰椎间隙进针的原因。

2. 脊髓的外形

（1）以脊神经节位于后根确定游离脊髓标本的解剖学方位，然后观察以下结构。

1）脊髓全貌及颈膨大、腰骶膨大。

ⓔ图5-2 脊髓圆锥和马尾
ⓔ图5-3 脊髓和脊神经

2）脊髓下端变细称为脊髓圆锥，再向下延续为无神经组织的终丝。

3）脊髓表面的前后各有1条纵行的沟，前为前正中沟，后为后正中沟。在侧面分别有前外侧沟和后外侧沟，沟内有出入脊髓的前根和后根。

（2）在切除椎管后壁的在体脊髓标本和人体正中矢状切面标本上观察。

1）每一对脊神经相连的一段脊髓，称为脊髓节段。脊髓有31个节段，即8个颈节、12个胸节、5个腰节、5个骶节和1个尾节。

2）探查颈膨大和腰骶膨大分别与上、下肢的关系。

3）在成人第1腰椎以下的椎管内无脊髓，腰、骶、尾神经前、后根在出相应的椎间孔之前，在椎管内下行较长一段距离，围绕终丝形成马尾。

4）查看脊髓节段与椎骨的对应关系，一般颈髓1～4与同序数椎骨相对应，颈髓5～8和胸1～4与上一位椎骨相对应，胸髓5～8与上两位椎骨相对应，胸髓9～12与上三位椎骨相对应，腰髓与第11、12胸椎相对应，骶、尾髓与第1腰椎相对应，理解其在外伤后定位诊断中的意义。

3. 脊髓的内部结构 在脊髓横切面标本上，首先根据各沟、裂的位置来判定方位，再观察切面上的内部结构。

（1）灰质：在脊髓横切面标本和模型上观察。

1）脊髓的中央有中央管，围绕中央管有“H”形的灰质。

2）前角由成群的大型运动神经元组成，控制骨骼肌的随意运动。

3）侧角由交感神经节前神经元胞体组成，支配平滑肌、心肌和腺体的活动。

4）后角由联络神经元组成，传导感觉冲动。主要核团有后角边缘核、胶状质、后角固有核和胸核。

（2）白质

1）分部：在脊髓横切面上，观察“H”形灰质周围部分即白质，两侧白质被前正中裂、前外侧沟、后外侧沟和后正中沟依次分为前索、外侧索和后索；查看中央管周围的灰质连合和白质连合。

2）纤维束的位置和走行：在传导路模型上观察白质各索内通过的纤维束。

A. 薄束和楔束：①占据白质后索，薄束在内侧，占脊髓的全长；楔束在脊髓胸4节段以上，位于薄束的外侧。②由脊神经节细胞发出的中枢突组成。③传导深感觉即意识性本体感觉（肌、腱、关节的位置觉、运动觉和振动觉）和精细触觉（辨别两点间距离和物体纹理粗细）。

B. 脊髓丘脑束：①走行于外侧索和前索内。②由对侧脊髓灰质Ⅰ和Ⅳ～Ⅷ层细胞发出纤维，上行1～2节之后经白质前连合交叉后的纤维组成。③向上传导躯干、四肢的痛觉、温度觉和粗触觉。

C. 皮质脊髓侧束和皮质脊髓前束：①皮质脊髓侧束纵贯脊髓的全长，由对侧大脑皮质发出纤维交叉后形成，直接或间接止于同侧的前角运动神经元。②皮质脊髓前束仅可追踪到脊髓的上部胸段，由同侧大脑皮质发出的纤维形成，主要终止于对侧前角运动神经元，部分纤维始终不交叉而终止于同侧前角运动神经元。③它们控制骨骼肌的随意运动。

4. 脊髓的功能

（1）反射功能：通过在活体叩击其他同学的髌韧带，观察其小腿不自主向前伸的情况（膝跳反射）来理解脊髓的反射功能。

（2）传导功能：通过上、下行纤维束传导神经冲动。

（二）脑干

1. 脑干的外形　首先按解剖学方位摆好游离脑干标本或模型。脑干整体向前下方倾斜与枕骨斜坡的角度一致；腹侧（前下方）为膨大的基底部，背侧（后上方）有四边形的菱形窝。然后观察其主要结构，重点是脑神经出入脑的部位。

ⓔ图5-4 脑干腹侧面
ⓔ图5-5 脑干背侧面

（1）延髓

1）分界：上与脑桥相连，腹侧以延髓脑桥沟为界，背侧以髓纹分界；下与脊髓的分界不清楚，可以枕骨大孔或第1颈神经根为标志来定位。

2）腹侧外形：观察延髓上部在中线两侧形成膨隆的锥体及其下方的锥体交叉；观察锥体后方呈长卵圆形的橄榄及前外侧沟内的舌下神经；辨认橄榄背侧自上而下出入的舌咽神经、迷走神经和副神经。

3）背侧外形：①观察中线上的纵行浅沟即后正中沟及其上端两侧的薄束结节（内有薄束核）和楔束结节（内有楔束核），以及楔束结节外上方的小脑下脚。②查看髓纹下方菱形窝内的结构，正中线两侧内上方的舌下神经三角（内有舌下神经核）和外下方的迷走神经三角（内有迷走神经背核）。

（2）脑桥

1）分界：上与中脑相连，腹侧以脑桥上缘分界，背侧分界不清楚；下续延髓，腹侧以延髓脑桥沟为界，背侧以髓纹分界。

2）腹侧外形：观察脑桥基底部纵行的基底沟，外侧的小脑中脚及三叉神经根；辨认脑桥延髓沟内自内侧向外侧出入的展神经、面神经和前庭蜗神经。

3）背侧外形：观察菱形窝外侧的小脑上脚和小脑中脚。观察菱形窝中线两侧的内侧隆起和浅沟（即界沟），在界沟外侧观察前庭区（内有前庭神经核）和听结节（内有蜗神经核）。

（3）中脑

1）分界：上为间脑，腹侧以视束分界，背侧以上丘臂为界；下为脑桥，腹侧以脑桥上缘分界，背侧分界不清楚。

2）腹侧外形：观察两侧纵行的大脑脚、其间的脚间窝及大脑脚内侧下部的动眼神经。

3）背侧外形：观察顶盖处的两对圆形隆起即上丘和下丘，其向外侧经延伸形成的上丘臂和下丘臂，以及外侧膝状体和内侧膝状体；观察下丘下方的滑车神经。

（4）第四脑室

ⓔ图5-6 第四脑室

1）在脑干背侧面标本上探查菱形窝的围成，外上界为小脑上脚，外下界是薄束结节、楔束结节和小脑下脚。

2）在正中矢状切标本上，观察第四脑室的位置及围成。第四脑室底为菱形窝，顶形似帐篷，顶尖伸向后上方指向小脑。观察第四脑室内脉络丛的位置及第四脑室的交通；注意区分第四脑室脉络组织与脉络丛，理解其作用。

2. 脑干的内部结构

（1）在脑干模型上观察神经核团在脑干的分布。

1）脑干的神经核分为脑神经核和非脑神经核传导束的中继核，如薄束核、楔束核、红核和黑质等。

2）第Ⅲ、Ⅳ对脑神经核在中脑，第Ⅴ～Ⅷ对脑神经核多在脑桥，第Ⅸ～Ⅻ对脑神经核多在延髓。

3）脑神经核根据其功能，由中线的两侧依次为：

A. 躯体运动核：疑核、副神经核、舌下神经核、动眼神经核、滑车神经核、三叉神经运动核、展神经核和面神经核8对。

B. 内脏运动核：动眼神经副核、迷走神经背核、上泌涎核、下泌涎核4对。

C. 内脏感觉核：孤束核1对。

D. 躯体感觉核：前庭神经核、蜗神经核、三叉神经脊束核、三叉神经脑桥核和三叉神经中脑核5对。

（2）在脑干模型上观察脑干内的主要纤维束。

1）下行纤维束：有锥体束，包括皮质脊髓束和皮质核束。两束均起自大脑皮质运动中枢，下行经过脑干时，皮质核束的纤维先后终于脑神经躯体运动核；皮质脊髓束的纤维大部分经锥体交叉至对侧降入脊髓，即皮质脊髓侧束，少部分不交叉的纤维降入脊髓，即皮质脊髓前束，两者均终止于脊髓灰质前角运动神经元。

2）上行纤维束：即感觉传导束（主要为三个丘系），见表5–1。

表5–1 脑干内主要上行纤维束

丘系名称	起始核	交叉部位	终止核	功能
脊髓丘系	对侧后角固有核	白质前连合	同侧丘脑腹后核	对侧颈以下浅感觉
内侧丘系	对侧薄束核和楔束核	内侧丘系交叉	同侧丘脑腹后核	对侧颈以下深感觉和精细触觉
三叉丘系	对侧三叉神经脑桥核、脊束核	脑桥、延髓	同侧丘脑腹后核	对侧头面部浅感觉

（赵云鹤）

复习思考题

1. 脊髓损伤后能再生吗？其医学研究前沿进展如何？
2. 脑干损伤后通常表现为交叉性瘫痪，为什么？

数字课程学习……

自测题　　教学 PPT

实验报告

1. 试述脊髓灰质的位置、分部和各部神经元名称。

2. 脊髓内哪些神经元支配内脏活动？

3. 试述脊髓各索内主要传导束的名称和功能。

4. 临床上行腰椎穿刺术的穿刺点在何处？为什么在此穿刺？穿刺经过的结构有哪些？

5. 脊髓半离断后，损伤平面以下有何功能障碍？为什么？

6. 脑干内脑神经核的名称和性质是什么？

7. 脑干内的反射低级中枢有哪些？

8. 看图填空。

1. ________ 2. ________ 3. ________ 4. ________ 5. ________

6. ________ 7. ________ 8. ________ 9. ________ 10. ________

11. ________ 12. ________ 13. ________ 14. ________ 15. ________

16. ________

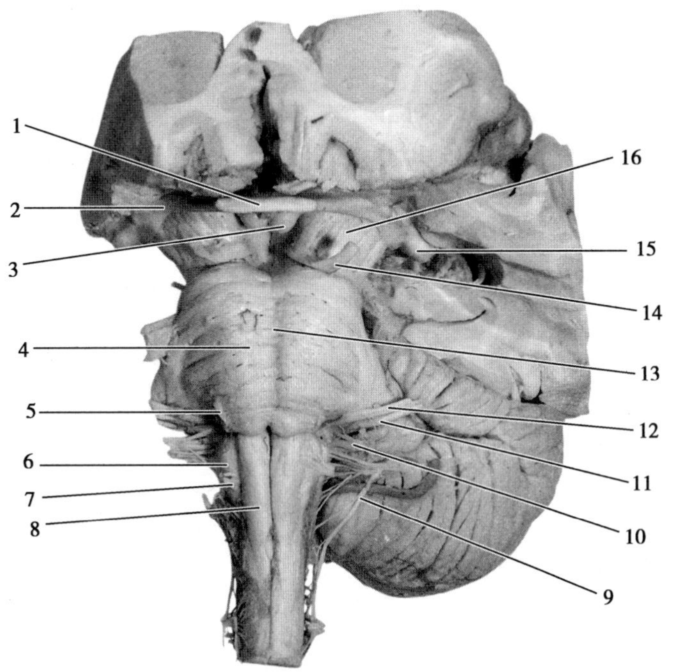

脑干（腹面）

实验二十

小脑、间脑和端脑

关键词

小脑　间脑　端脑　外形　分叶　皮质功能
定位　基底核　纤维　内囊　脑室

你能用一句话说明小脑、间脑和端脑的主要功能吗？它们在脑内的主要位置、结构和毗邻如何？本实验通过观察脑的标本和模型，掌握脑的外形和内部结构，加深对脑的形态和功能的理解。

【实验要点】

1. 小脑的位置、外形和内部结构。
2. 间脑的位置、分部和外形。第三脑室的位置和交通关系。
3. 大脑半球的形态、分叶及主要沟回。
4. 大脑皮质躯体运动区、躯体感觉区、视区、听区和内脏活动皮质中枢的位置、形态特点及功能定位。

【实验内容与方法】

（一）小脑

1. 小脑的位置　在头正中矢状切面标本上观察小脑的位置，小脑位于颅后窝，在延髓和脑桥背侧。

2. 小脑的形态及分叶　在小脑放大模型和游离标本上观察小脑的形态及分叶，在模型上查看小脑内部结构。

（1）小脑由两侧膨大的小脑半球和中央狭小的小脑蚓组成。

（2）在小脑的下方，近小脑蚓的两侧有一对隆起，称小脑扁桃体。当颅内压增高时，小脑扁桃体可移位嵌入枕骨大孔，压迫延髓生命中枢而危及生命，称枕骨大孔疝或小脑扁桃体疝。

（3）小脑表层由灰质构成，称小脑皮质；内部由白质构成，称髓质；在髓质内有灰质团块，称为小脑核，小脑核包括齿状核、球状核、栓状核、顶核等。

ⓔ 图 5-7 小脑位置
ⓔ 图 5-8 小脑外形上面观
ⓔ 图 5-9 小脑外形下面观
ⓔ 图 5-10 小脑水平切面

（二）间脑

1. 间脑的位置　在脑正中矢状切面标本上观察并明确间脑的位置，以背侧丘脑为标志划定间脑的分部，即背侧丘脑、下丘脑、上丘脑、后丘脑和底丘脑。

2. 背侧丘脑　在背侧丘脑模型上观察其内部核团的构成，在传导路模型上观察纤维联系，理解其功能。

（1）其内部被“Y”形的纤维板分为前核群、内侧核群和外侧核群 3 部分。

（2）外侧核群腹侧部的后份，称腹后核。

3. 下丘脑　在整脑下面和脑正中矢状切面标本和模型上观察，下丘脑位于背侧丘脑的前下方，包括视交叉、灰结节、漏斗、垂体及乳头体等结构。

4. 第三脑室　在脑干模型和脑正中矢状切标本上观察第三脑室的位置和交通。

（1）位于两侧背侧丘脑和下丘脑之间。

（2）前上方借室间孔通左、右侧脑室，后下方经中脑水管与第四脑室相通。

ⓔ 图 5-11 脑底面观
ⓔ 图 5-12 脑内侧面观（间脑）

（三）端脑

1. 端脑的位置　在大体标本上观察，明确端脑的位置。

2. 脑的沟回及分叶　在游离整脑标本和模型上观察脑的沟回及分叶，理解其功能定位。

（1）大脑半球的外形：两半球都分为背外侧面、内侧面和底面，每侧半球以 3 条恒定的沟分

ⓔ 图 5-13 脑外侧面观

为5叶。

1）外侧沟以上和中央沟的前方部分是额叶：中央前回、额上回、额中回、额下回。

2）中央沟与顶枕沟之间的部分是顶叶：中央后回、角回、缘上回。

3）顶枕沟以后的部分是枕叶，枕叶的内侧面有较明显的距状沟。

ⓔ图5-14 岛叶
ⓔ图5-15 脑内侧面观（端脑）

4）外侧沟以下的部分是颞叶：颞上回、颞中回、颞下回、颞横回。

5）外侧沟的深部有岛叶。

6）在大脑半球内侧面，连接两侧大脑半球的横行纤维组成的凸向上的弓形白质称胼胝体。环绕胼胝体的是扣带回。在扣带回中部的上方是中央旁小叶。

（2）大脑皮质及其功能定位

1）中央前回和中央旁小叶的前部为运动中枢（躯体运动区）。

2）中央后回和中央旁小叶的后部为感觉中枢（躯体感觉区）。

3）枕叶距状沟附近的皮质为视觉中枢（视区）。

4）颞横回为听觉中枢（听区）。

5）边缘叶为内脏活动中枢。

6）额下回后部为运动语言中枢，额中回后部为书写中枢，颞上回后部为听觉语言中枢，角回为视觉语言中枢。

3. 基底核、白质和内囊　在横断面标本或模型上观察基底核的分布，在脑正中矢状切和脑剥离标本上辨认白质纤维。

（1）基底核

1）基底核包括豆状核、尾状核、杏仁体和屏状核等。

2）豆状核又被白质板分成内侧的苍白球和外侧的壳2部分。

3）豆状核和尾状核合称纹状体，其中苍白球称旧纹状体，尾状核和壳称新纹状体。

4）纹状体的主要功能是调节肌张力，协调随意运动。

ⓔ图5-16 脑内白质

（2）白质：即大脑髓质，包括以下结构。

1）联系两侧半球的连合纤维（主要为胼胝体）。

2）连接同侧半球各部的联络纤维。

3）联系大脑皮质与脑干及脊髓向上、下行的投射纤维，投射纤维集中形成内囊。

ⓔ图5-17 脑水平切面

（3）内囊

1）内囊位于背侧丘脑、尾状核和豆状核之间。

2）内囊分为内囊前肢、内囊后肢和内囊膝3部分。

A. 内囊前肢（前脚）：位于豆状核与尾状核头之间，内有丘脑前辐射和额桥束通过。

B. 内囊后肢（后脚）：位于豆状核与背侧丘脑之间，内有皮质脊髓束、丘脑中央辐射、视辐射、听辐射、顶枕颞桥束和皮质红核束通过。

C. 内囊膝：位于内囊前肢、内囊后肢之间的汇合处，内有皮质核束通过。

3）当一侧内囊损伤时，患者可出现对侧躯体的浅、深感觉丧失（丘脑中央辐射受损），对侧半身痉挛性瘫痪（皮质脊髓束受损），双眼视野对侧半同向性偏盲（视辐射受损），临床称之为的“三偏症”。

ⓔ图5-18 侧脑室

4. 侧脑室　在脑室铸型模型上查看侧脑室的形态及分部。

（1）侧脑室是大脑半球内部的腔隙。

（2）侧脑室延伸于半球的各个叶内，分为中央部、后角、前角和下角4部分。

（3）侧脑室内有脉络丛，借室间孔通第三脑室。

（赵云鹤）

复习思考题

1. 大脑、小脑在运动上是如何分工协作的？
2. 脑死亡与临床死亡有何区别？
3. 丘脑的位置及主要功能是什么？

数字课程学习……

自测题　教学 PPT

实验报告

1. 试述小脑的位置和分部。

2. 小脑扁桃体位于何处？有何临床意义？

3. 试述间脑的位置和分部。

4. 背侧丘脑腹后核的位置与功能如何？

5. 大脑皮质躯体运动区位于何处？有何特点？

6. 大脑皮质语言功能区各位于何处？有何意义？

7. 大脑皮质的运动、感觉、视觉和听觉中枢各位于何处？

8. 基底核主要包括哪些？何谓新纹状体和旧纹状体？

9. 看图填空。

1. ________ 2. ________ 3. ________ 4. ________ 5. ________

6. ________ 7. ________ 8. ________ 9. ________ 10. ________

11. ________ 12. ________ 13. ________ 14. ________

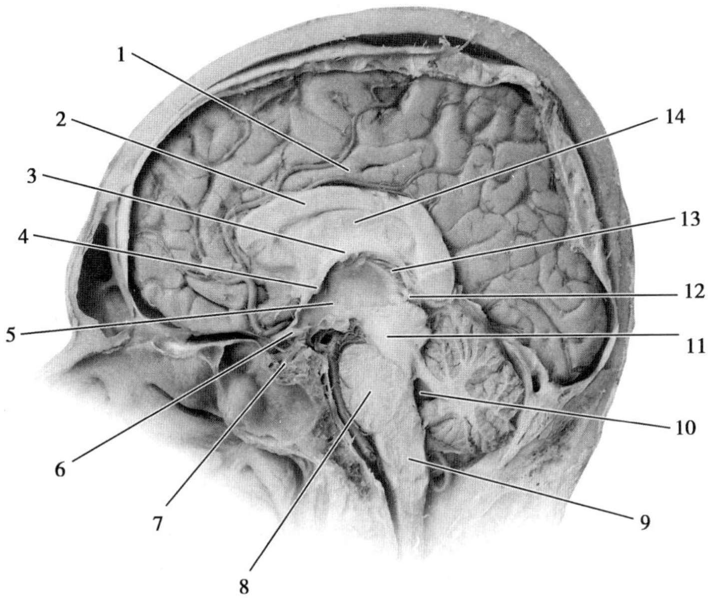

脑的正中矢状切面

实验二十一

神经传导通路

关键词

本体感觉　　浅感觉　　视觉　　锥体束

周围感受器接受机体内、外环境的各种刺激，并将其转变成神经冲动，神经冲动是如何传到大脑皮质高级中枢产生感觉的？大脑皮质将感觉信息分析整合后发出指令，是如何通过传出纤维到达外周躯体和内脏的效应器，引起反应的？本实验将引导你去揭开谜底。本实验内容是通过观察传导通路的模型，理解各纤维束在中枢内所处的位置和走行，从而理解其损伤后的表现。

【实验要点】

1. 躯干和四肢意识性本体感觉和精细触觉传导通路。
2. 躯干和四肢痛温觉、粗触觉和压觉传导通路。
3. 头面部痛温觉和触压觉传导通路。
4. 视觉传导通路和瞳孔对光反射。
5. 躯体运动传导通路——锥体束。

【实验内容与方法】

（一）躯干和四肢意识性本体感觉和精细触觉传导通路

1. 感受器　关节、肌腱和骨膜内。

2. 第 1 级神经元　脊神经节细胞。其中枢突组成第 1 级纤维，在脊髓后索内上行，其中 T_5 以下组成薄束，T_4 以上组成楔束。两束上行，分别止于延髓的薄束核和楔束核。

3. 第 2 级神经元　延髓内的薄束核和楔束核。其发出纤维在延髓腹侧部交叉至对侧上行，称内侧丘系，最后止于背侧丘脑的腹后外侧核。

4. 第 3 级神经元　丘脑腹后外侧核。其发出纤维参与组成丘脑中央辐射，经内囊后肢，主要投射至中央后回的中上部和中央旁小叶的后部。

躯干及四肢本体感觉和精细触觉传导通路见图 5-1。

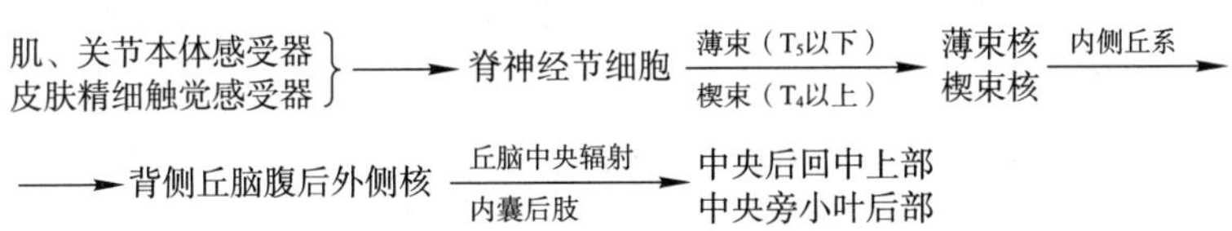

图 5-1　躯干及四肢本体觉和精细触觉传导通路

（二）躯干和四肢痛温觉、粗触觉和压觉传导通路

1. 感受器　皮肤内。

2. 第 1 级神经元　脊神经节细胞。其中枢突组成第 1 级纤维，在脊髓内上行 1 ~ 2 个节段，形成背外侧束。

3. 第 2 级神经元　脊髓后角细胞（脊髓灰质第Ⅰ、Ⅳ ~ Ⅶ层）。其发出纤维在白质前连合交叉至对侧侧索和前索内上行，分别形成脊髓丘脑侧束和前束，经脊髓和脑干止于背侧丘脑的腹后外侧核。

4. 第 3 级神经元　丘脑腹后外侧核。其发出纤维参与组成丘脑中央辐射，经内囊后肢，主要投射至中央后回的中上部和中央旁小叶的后部。

躯干及四肢浅感觉传导通路见图 5-2。

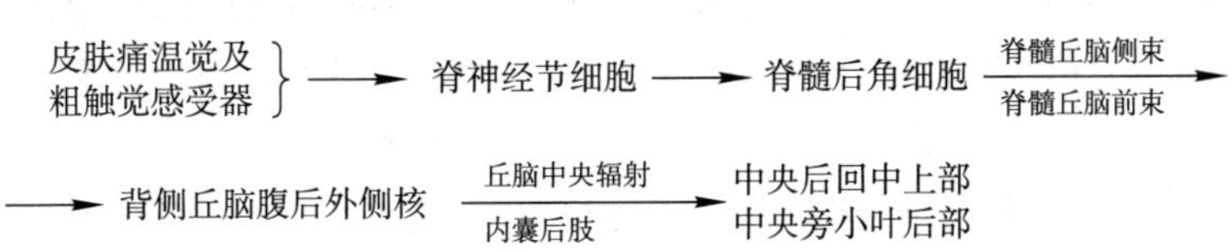

图 5-2　躯干及四肢浅感觉传导通路

（三）头面部痛温觉和触压觉传导通路

1. 感受器　头面部皮肤。

2. 第 1 级神经元　三叉神经节细胞。其中枢突组成第 1 级纤维，经三叉神经根入脑桥，传导痛温觉的纤维入脑后下降为三叉神经脊束，止于三叉神经脊束核；传导触压觉的纤维终止于三叉神经脑桥核。

3. 第 2 级神经元　三叉神经脑桥核和三叉神经脊束核。其发出纤维交叉至对侧，组成三叉丘脑束，止于背侧丘脑腹后内侧核。

4. 第 3 级神经元　丘脑腹后内侧核。其发出纤维参与组成丘脑中央辐射，经内囊后肢，主要投射至中央后回下部。

头面部痛温觉和触压觉传导通路见图 5-3。

头面部皮肤痛温觉及触觉感受器 → 三叉神经节细胞 → 三叉神经脊束核、脑桥核 —三叉丘脑束→

→ 背侧丘脑腹后内侧核 —丘脑中央辐射 / 内囊后肢→ 中央后回下部

图 5-3　头面部痛温觉和触压觉传导通路

（四）视觉传导通路

1. 感受器　视网膜内的视锥细胞和视杆细胞。

2. 第 1 级神经元　双极细胞。

3. 第 2 级神经元　节细胞，其轴突在视神经盘处汇集成视神经，经视神经管入颅，形成视交叉（来自两眼视网膜鼻侧半的纤维交叉，颞侧半的纤维不交叉），继而形成视束，绕过中脑大脑脚向后，终于外侧膝状体。

4. 第 3 级神经元　外侧膝状体，其发出纤维组成视辐射，经内囊后肢投射到端脑距状沟上下的视区皮质。

视觉传导通路见图 5-4。

视锥细胞、视杆细胞 → 双极细胞 → 节细胞 → 视交叉 —视束→

→ 外侧膝状体 —视辐射 / 内囊后肢→ 距状沟上下的视区皮质

图 5-4　视觉传导通路

瞳孔对光反射通路：光线 → 视网膜 → 视神经 → 视交叉 → 视束→ 上丘臂 → 顶盖前区→ 双侧动眼神经副核→ 动眼神经 → 睫状神经节→ 瞳孔括约肌。

（五）躯体运动传导通路——锥体束

1. 上运动神经元　大脑皮质中央前回中上部和中央旁小叶前部的锥体细胞，其发出纤维共同组成锥体束，其中下行至脊髓的纤维称皮质脊髓束；止于脑干内一般躯体和特殊内脏运动核的纤维束称皮质核束。

皮质脊髓束由中央前回上、中部和中央旁小叶前半部等处皮质的锥体细胞轴突集中而成，下行经内囊后肢的前部、大脑脚底外侧部和脑桥基底部至延髓锥体，在锥体下端，大部分纤维交叉至对侧形成锥体交叉。交叉后的纤维在对侧脊髓侧索内下行，称皮质脊髓侧束；未交叉的纤维在同侧脊髓前索内下行，称皮质脊髓前束。

皮质核束主要由中央前回下部的锥体细胞的轴突集合而成，下行经内囊膝至大脑脚底内侧部，由此向下陆续分出纤维，大部分终止于双侧一般躯体和特殊内脏运动核，而面神经核下部和舌下神经核只接受对侧皮质核束。

2. 下运动神经元　脊髓前角运动细胞和脑干一般躯体和特殊内脏运动核。

躯体运动传导通路——锥体束见图 5-5。

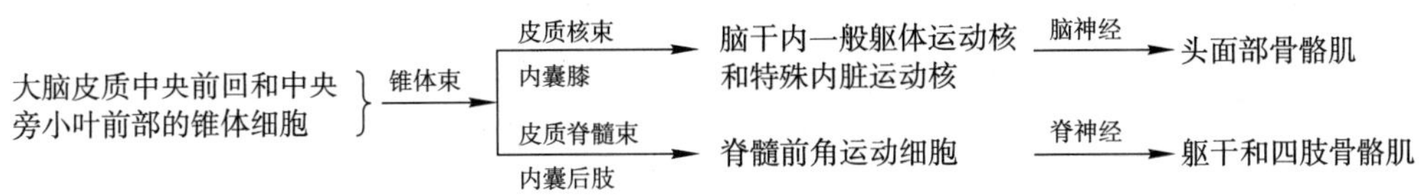

图 5-5　躯体运动传导通路——锥体束

（关晓伟）

复习思考题

1. 简述 Weber 综合征主要受损的结构及临床表现。
2. 简述 Wallenberg 综合征主要受损的结构及临床表现。

数字课程学习……

自测题　教学 PPT

实验报告

1. 一侧皮质核束损伤会出现什么症状？为什么？

2. 针刺小指引起痛觉，其传导途径如何？

3. 简述瞳孔对光反射通路。某患者患垂体瘤，1个月前自觉双眼视物不全，看不到两侧的物像，只能看到中间的物像，试问损伤了何部位？为什么？

实验二十二
周围神经系统

关键词

脊神经　　脑神经　　内脏神经　　神经节　　神经丛

周围神经可以支配哪些器官？其损伤的表现是什么？肱骨外科颈骨折、肱骨中段骨折、腓骨颈骨折分别会损伤哪条神经？本实验旨在通过观察周围神经的标本和模型，理解周围神经的纤维成分、分支、分布及损伤后表现。

【实验要点】

1. 脊神经的组成、纤维成分和分支。
2. 脊神经前支各神经丛（颈丛、臂丛、腰丛、骶丛）的主要分支和分布。
3. 胸神经节段性分布的特点。
4. 12对脑神经出入颅部位、纤维性质、主要分支和分布。
5. 内脏神经的概念和区分，交感神经和副交感神经低级中枢的位置及主要区别。

【实验内容与方法】

（一）脊神经

ⓔ图5-19 脊髓与脊神经根

1. 脊神经组成　在椎骨带脊髓及脊神经根模型和标本上观察。

（1）根据脊神经与脊髓的连接，自上而下找出颈神经（8对）、胸神经（12对）、腰神经（5对）、骶神经（5对）和尾神经（1对）。

ⓔ图5-20 脊神经及其分支

（2）观察每一对脊神经前根和后根在椎间孔处汇合成的脊神经干及其出椎间孔后的分支。

（3）脊神经纤维成分：前根含有躯体运动和内脏运动纤维，后根含有躯体感觉和内脏感觉纤维。前支为混合性神经，较粗大。后支为混合性神经，较细小。

2. 颈丛　在大体标本上，翻起胸锁乳突肌，观察其深面上部由 $C_1 \sim C_4$ 前支吻合而形成的颈丛及其分支。

ⓔ图5-21 颈丛皮支
ⓔ图5-22 膈神经

（1）皮支：自胸锁乳突肌后缘中点穿出，分为枕小神经、耳大神经、颈横神经和锁骨上神经。

（2）膈神经：为颈丛最重要分支，主要支配膈肌（注意寻找膈神经的3个标志性结构，即前斜角肌、锁骨下动静脉和肺根）。

（3）颈袢：由 $C_1 \sim C_3$ 前支形成的"U"形分支，位于颈动脉鞘内，紧贴于颈内静脉表面、合支支配舌骨下肌群。

3. 臂丛　在大体标本上，翻起胸锁乳突肌和前斜角肌，观察其深面下部较粗大的神经丛即臂丛，探查臂丛的5根（$C_{5\sim8}$、T_1）、3干（上、中、下干）、6股（3干各分前、后股）和3束（内侧束、外侧束和后束）的位置及形成；查看臂丛的走行，注意其恒定经过的斜角肌间隙、锁骨中点上方和腋窝，常为臂丛阻滞麻醉的部位。在上肢标本上，重点辨认臂丛的3束和5大分支。在腋窝内围绕腋动脉形成3束，应先找到腋动脉，再依据各束与腋动脉的位置关系来辨认各束，然后分别寻找3束上的主要分支。

ⓔ图5-23 臂丛组成
ⓔ图5-24 臂丛组成及其主要分支
ⓔ图5-25 上肢神经（前面）

（1）肌皮神经：发自外侧束，向下斜穿喙肱肌，行于肱二头肌与肱肌之间，发出分支，支配臂部前群肌，终末支为前臂外侧皮神经。

（2）正中神经：自臂内侧沿肱动脉向上追踪较粗大的正中神经，该神经同时起于内侧束和外侧束。在前臂穿旋前圆肌、指浅屈肌腱弓后，行于指浅屈肌和指深屈肌之间，向下穿腕管至手掌。主要支配前臂肌前群的大部分（6块半肌）及手掌部除拇收肌外的鱼际肌及第1、2蚓状肌。

ⓔ图5-26 手掌面神经

（3）尺神经：在尺神经沟内寻找粗大的尺神经，并追踪至内侧束。在前臂，尺神经走行于尺侧腕屈肌和指深屈肌之间，于腕关节上方约5 cm处分出尺神经手背支。主干向下至豌豆骨。

远端分为浅、深两末支。尺神经主要支配尺侧腕屈肌和指深屈肌的尺侧半，小鱼际肌，拇收肌，第3、4蚓状肌。

（4）桡神经：在肱骨后面的桡神经沟内寻找较粗大的桡神经，向上追踪至后束。桡神经自后束发出后，伴肱深动脉行于桡神经沟内，于肱骨外上髁前方分浅、深两支，其中浅支伴桡动脉行于肱桡肌深面，于桡骨茎突上方约5 cm处，在肱桡肌腱的外侧浅出。深支穿旋后肌至前臂后方，主要支配臂肌后群、肱桡肌和前臂肌后群。

ⓔ图5-27 上肢神经（后面）
ⓔ图5-28 桡神经浅、深支
ⓔ图5-29 手背面神经

（5）腋神经：发自后束，伴旋肱后动脉穿四边孔至肩胛区，主要支配三角肌和小圆肌。

ⓔ图5-30 腋神经

4. 胸神经前支

（1）在大体标本上，于肋间隙内寻找与肋间后动、静脉伴行的肋间神经，此即胸神经前支，观察其在肋间隙内的行程规律及其与血管、神经的排列关系（自上而下为静脉、动脉、神经）。

1）胸神经前支共12对，上11对行于肋间隙内，称肋间神经，最下面的1对称肋下神经。

2）肌支支配肋间肌和腹壁肌，皮支布于胸、腹壁的皮肤，壁胸膜和壁腹膜。

（2）在大体标本上，于腋前线和前正中线两侧分别寻找胸神经外侧皮支和前皮支，观察这些皮神经节段性分布：T_2胸骨角平面、T_4乳头平面、T_6剑突平面、T_8肋弓平面、T_{10}脐平面、T_{12}耻脐之间连线中点。

ⓔ图5-31 肋间神经
ⓔ图5-32 肋间神经走行及分支

5. 腰丛　在大体标本上，翻起腰大肌探查腰椎横突前方较小的神经丛即腰丛，观察腰丛的来源（T_{12}、$L_{1\sim4}$前支）及主要分支（股神经和闭孔神经）。

（1）股神经：在腰大肌外侧缘和腹股沟韧带深面寻找粗大的股神经。肌支支配大腿肌前群，皮支有股神经前皮支及隐神经，分布于股前、小腿内侧的皮肤。

ⓔ图5-33 腰、骶丛组成
ⓔ图5-34 股神经、闭孔神经

（2）闭孔神经：在短收肌深面寻找闭孔神经前支。主要支配大腿内侧群肌。

6. 骶丛　在下肢神经标本上，观察骶骨及梨状肌表面的骶丛，观察其来源（$L_{4\sim5}$、$S_{1\sim5}$、$C_0 1$）及骶骨岬两侧由$L_{4\sim5}$组成的腰骶干；注意第1～4骶神经前支由骶前孔穿出，第5骶神经前支和尾神经前支经骶管裂孔出骶管，于盆腔后壁的梨状肌前方与腰骶干共同形成骶丛。翻起臀大肌，观察自梨状肌上、下孔穿出的神经，轻牵拉这些神经以查看其来源。

（1）坐骨神经：经梨状肌下方出骨盆，在臀大肌深面下降，经大转子与坐骨结节之间达股后区，于股后群肌深面下降，至腘窝上方分为胫神经与腓总神经。

坐骨神经本干分支支配大腿后群肌。

胫神经的肌支支配小腿后群肌和足底肌，皮支分布到小腿后面和足底。

腓总神经：绕腓骨颈后分为腓深神经和腓浅神经2个分支。其中，腓浅神经肌支支配小腿外侧群肌，皮支分布到小腿外侧、足背和趾背的皮肤。腓深神经肌支支配小腿前群肌和足背肌，皮支分布到小腿前面和第1、2趾间隙的皮肤。

ⓔ图5-35 坐骨神经
ⓔ图5-36 胫神经
ⓔ图5-37 足底神经
ⓔ图5-38 腓浅、深神经

（2）股后皮神经：分布于臀区、股后区和腘窝的皮肤。

（3）臀上神经：支配臀中肌和臀小肌。

（4）臀下神经：支配臀大肌。

（5）阴部神经：支配会阴区肌肉和皮肤。

ⓔ图5-39 臀下神经
ⓔ图5-40 阴部神经

（二）脑神经

1. 嗅神经　在头颈正中矢状切标本上，观察经筛孔连于嗅球的15～20条嗅丝即嗅神经。

2. 视神经　在去除眼眶上壁和外侧壁的眼眶标本内寻找连于眼球的粗大神经即视神经。

ⓔ图5-41 十二对脑神经

3. 动眼神经

ⓔ图5-42
眼眶内神经（上面观）

（1）在去除眼眶上壁和外侧壁的标本上，根据进入眼外肌的神经逆行追踪寻找。辨认上直肌和上睑提肌，进入此两肌者为动眼神经上支，较细小；辨认下直肌、内直肌和下斜肌，进入此三肌者为动眼神经下支，较粗大；逆行追踪上、下支的分支处，查看动眼神经穿眶上裂的情况。

（2）注意辨认动眼神经下支所连的不规则膨大结构，即睫状神经节，此神经节为副交感神经节（节后神经元），注意观察睫状神经节发出的节后纤维达眼球的瞳孔括约肌和睫状肌处，理解其作用及损伤后的表现。

（3）根据眼外肌的作用理解动眼神经损伤后眼球运动及瞳孔方向的改变。

4. 滑车神经和展神经

ⓔ图5-43
眼眶内神经（左侧面观）

（1）在去除眼眶上壁和外侧壁的标本上，先辨认出上斜肌和外直肌，再沿上斜肌上缘找出与之相连的神经即滑车神经，在外直肌内侧与肌相连的神经即展神经。

（2）逆行查看此两者经眶上裂行于眼眶内的情况，理解其损伤后眼球运动的改变。

5. 三叉神经

ⓔ图5-44
三叉神经（外面观）

（1）在去颅盖的面侧区深层标本上，观察颞骨岩部尖端膨大的半月形神经节即三叉神经节，向下查看其分为3支，即眼神经、上颌神经和下颌神经。

1）眼神经：为感觉性神经，穿眶上裂，分布于眼球、泪腺及眼裂以上皮肤。

2）上颌神经：为感觉性神经，穿圆孔，分布于上颌牙与牙龈、鼻腔、眼裂与口裂之间的皮肤。

3）下颌神经：为混合性神经，穿卵圆孔后发出分支。①感觉纤维：支配下颌牙及牙龈，舌前2/3黏膜和口裂以下皮肤。②运动纤维：支配咀嚼肌。

（2）探查眼神经与动眼神经、滑车神经、上颌神经共同穿行于海绵窦内。

6. 面神经　在面侧区深层标本或耳模型上，观察经颞骨岩部面神经管内的神经即面神经，逆行追踪其进出内耳门处，查看面神经在面神经管内的行程及自茎乳孔出颅处。

ⓔ图5-45
面神经（内面观）

（1）面神经管内分支：①重点观察与舌神经相连的较细的鼓索，查看鼓索于面神经出茎乳孔之前发出处，理解鼓索的纤维成分（副交感纤维和味觉纤维）与脑干内神经核的联系（上泌涎核和孤束核）及分布（下颌下腺、舌下腺和泪腺）。②在面神经膝处寻找面神经分出的岩大神经，观察其进入翼腭窝内的翼腭神经节处，经下颌神经、颧神经达泪腺，支配泪腺分泌。

ⓔ图5-46
面神经（外面观）

（2）颅外分支：在面侧区浅层标本上，自腮腺前缘发出较多细小神经即面神经分支，包括向上走行的颞支、向前上走行的颧支、向前走行的颊支、前下走行的下颌缘支和向下走行的颈支，观察这些分支的分布（面肌和颈阔肌）。向后逆行观察面神经出茎乳孔至腮腺及以神经丛形式穿腮腺处，理解腮腺手术常引起面瘫的原因。

7. 前庭蜗神经　可在内耳门处或内耳门与延髓脑桥沟之间寻找，由传导平衡觉的前庭神经和传导听觉的蜗神经合成。

ⓔ图5-47
后4对脑神经

8. 舌咽神经

（1）在头颈深层标本上，先辨认出舌神经和舌下神经，于两者之间的茎突舌骨肌和舌骨舌肌深方寻找较细小的舌咽神经舌支，观察其分布于舌后1/3黏膜和味蕾处。

（2）逆行向上追踪舌咽神经及舌咽神经分出至咽壁的咽支，探查由咽支、迷走神经和交感神经交织而成的咽丛。

（3）在头颈正中矢状切标本上，在卵圆孔下方寻找膨大的神经节即耳神经节，观察与耳神经节相连的岩小神经（来源于鼓室神经丛）和耳颞神经，由耳神经节发出的节后纤维随耳颞神经分布于腮腺，控制腮腺的分泌。

9. 迷走神经　为脑神经中走行最长的神经，可在颈总动脉与颈内静脉的后方、肺根后方及胃小弯等处寻找。

图 5-48 迷走神经

（1）颈部分支：在头颈深层标本上，于颈总动脉与颈内静脉的后方寻找较粗的下行神经即迷走神经，向上查看其膨大的感觉神经节即下神经节，由此节向前下发出喉上神经；在舌骨大角处辨认由喉上神经分出的喉内支和喉外支，查看喉内支向前穿甲状舌骨膜入喉，分布于声门裂以上的黏膜；喉外支向前下达环甲肌，支配其运动。

（2）胸部分支：在颈部的气管与食管沟内寻找上行细小的喉返神经，观察喉返神经的行程及自环甲关节后方入喉处（在咽下缩肌下缘处入喉改称喉下神经），分布于声门裂以下黏膜和除环甲肌以外的所有喉肌。

（3）腹部分支：于胃贲门处寻找迷走神经前、后干，前干分出沿胃小弯的胃前支和达肝门处的肝支，参与形成肝丛；后干分出沿胃小弯的胃后支和达腹腔干根部的腹腔支，参与形成腹腔丛。在胃小弯处的胃前、后支发出分支至胃壁，于幽门部查看胃前、后支延续形成的“鸦爪”，理解其作用。

10. 副神经　在胸锁乳突肌后缘与斜方肌前缘间寻找斜向外下的副神经，逆行查看副神经分支至胸锁乳突肌处，理解副神经的纤维成分、分布及损伤后的表现。

11. 舌下神经　在颈内、外动脉和舌骨舌肌表面寻找斜向前下内、位置较低的舌下神经，向上查看其自舌下神经管穿出处，向下观察其穿颏舌肌入舌处，理解舌下神经损伤后伸舌时舌尖偏向患侧的原因。

12. 脑神经的分布　见图 5-6。

- 眼外肌——动眼神经、滑车神经、展神经
- 唾液腺
  - 舌下腺、下颌下腺——面神经
  - 腮腺——舌咽神经
- 泪腺
  - 一般感觉——三叉神经的眼神经
  - 内脏运动——面神经
- 舌
  - 舌肌——舌下神经
  - 黏膜
    - 舌前 2/3
      - 味觉——面神经
      - 一般感觉——下颌神经
    - 舌后 1/3——舌咽神经
- 面部皮肤——三叉神经
- 面肌——面神经
- 咀嚼肌——三叉神经的下颌神经
- 咽喉肌
  - 舌咽神经
  - 迷走神经
  - 副神经

图 5-6　脑神经的分布

（三）内脏神经

在内脏神经标本和模型上观察。

ⓔ图 5-49
内脏神经概观

ⓔ图 5-50
胸交感干

1. 内脏神经概述

（1）内脏神经是指分布于内脏、心血管和腺体的周围神经。

（2）内脏神经可分为内脏运动神经和内脏感觉神经两种。

（3）内脏运动神经又称自主神经或植物神经，分为交感神经和副交感神经，支配平滑肌、心肌和腺体的活动。

2. 交感神经与副交感神经的区别　见表 5-2。

表 5-2　交感神经与副交感神经的区别

区别点	交感神经	副交感神经
低级中枢位置	脊髓第 1 胸节至第 3 腰节侧角	脑干内副交感核，脊髓第 2～4 骶节副交感核
神经节	椎前节、椎旁节	器官旁节、壁内节
节前、后纤维	节前纤维短，节后纤维长	节前纤维长，节后纤维短
分布范围	分布范围广，全身血管、胸腔、腹腔、盆腔器官的平滑肌、心肌、腺体	不如交感神经分布广泛。一般认为大部分血管（骨骼肌舒血管）、汗腺、竖毛肌、肾上腺髓质无副交感神经支配

（丁茂超）

复习思考题

1. 临床上，上臂丛损伤（即 C_5 和 C_6 神经根损伤）最可能出现哪些症状？为什么？
2. 眼球的运动和感觉分别受哪些神经支配？

数字课程学习……

自测题　教学 PPT

实验报告

1. 肱骨中段骨折易损伤什么神经？损伤后有何临床表现？

2. 腓总神经在何处易发生损伤？损伤后有何临床表现？

3. 试述坐骨神经的行程和分支。

4. 某患者右侧动眼神经损伤可能出现哪些症状？为什么？

5. 若损伤一侧面神经或舌下神经会出现哪些症状？为什么？

6. 试述舌的神经支配。

7. 看图填空。

1. ＿＿＿＿＿＿　2. ＿＿＿＿＿＿　3. ＿＿＿＿＿＿　4. ＿＿＿＿＿＿　5. ＿＿＿＿＿＿

6. ＿＿＿＿＿＿　7. ＿＿＿＿＿＿　8. ＿＿＿＿＿＿　9. ＿＿＿＿＿＿　10. ＿＿＿＿＿＿

11. ＿＿＿＿＿＿

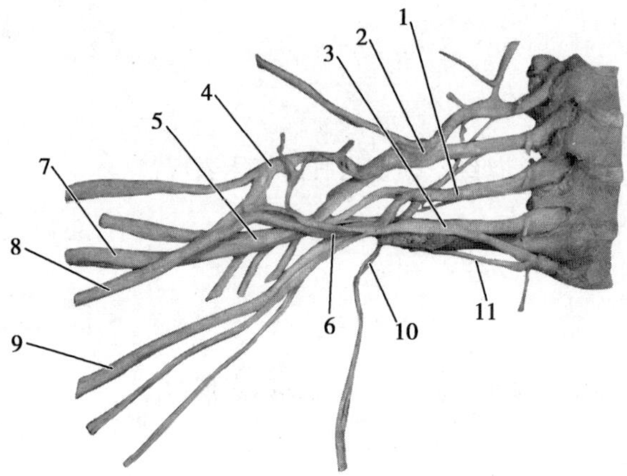

臂丛的组成

1. ____________ 2. ____________ 3. ____________ 4. ____________ 5. ____________

6. ____________ 7. ____________

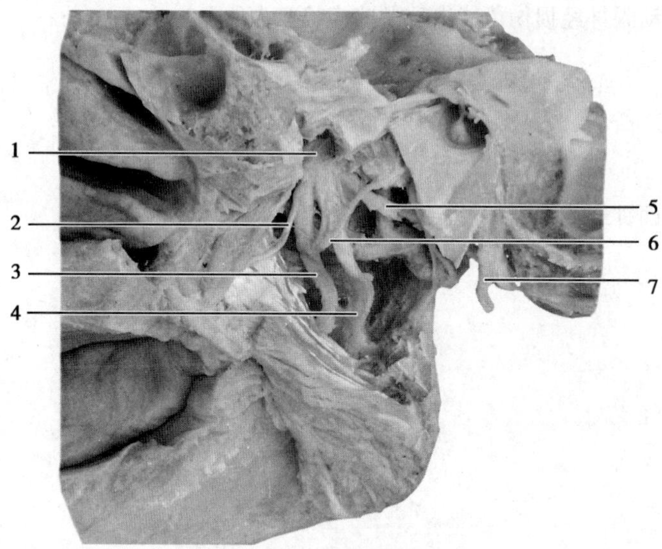

下颌神经（内面观）

实验二十三

脑与脊髓的被膜、血管和脑脊液循环

关键词

脑　脊髓　被膜　血管　脑脊液

脑与脊髓的被膜形成了哪些重要结构？脑丰富的血供从何而来？哪些脑血管病变会导致患者偏瘫、偏盲或失语，甚至昏迷或死亡？本实验将引导你去揭开谜底。本实验内容是脊髓和脑的血管及被膜的标本观察，其关键是理解各被膜的附着和层次关系，观察脑血管的行径及分布情况。

【实验要点】

1. 脊髓被膜的结构特点。硬膜外隙、蛛网膜下隙和终池的概念。

2. 硬脑膜的结构特点、形成物及硬脑膜窦的名称、位置和交通。海绵窦的位置、内容物及交通。

3. 脑室系统的位置、连通及脑脊液的产生和循环途径。

4. 颈内动脉、椎动脉和基底动脉的行径，主要分支的分布。脑底动脉环的位置、组成和临床意义。

【实验内容与方法】

（一）脑和脊髓被膜

图5-51 脊髓被膜

在带被膜的离体脊髓标本和椎管横断面上，观察外层坚韧致密呈圆筒状的硬脊膜，查看硬脊膜向两侧包裹脊神经形成的神经外膜。在已取出脑的湿颅腔标本上，观察硬脑膜的形态及厚度。

1. 被膜　脑和脊髓外面包有3层被膜，外层是硬膜，中层是蛛网膜，内层是软膜。

2. 硬膜外隙　为硬脊膜与椎管内的骨膜之间的间隙，内含脂肪组织、静脉丛，并有脊神经根穿行，腔内略呈负压，临床上常在此处进行硬膜外麻醉。

图5-52 脑被膜

图5-53 硬脑膜

3. 硬脑膜静脉窦　硬脑膜在某些特定部位分为2层，形成衬以内皮的管道，称硬脑膜静脉窦，内含静脉血，主要有上矢状窦、下矢状窦、横窦、乙状窦、窦汇、海绵窦和直窦等。

4. 大脑镰和小脑幕　硬脑膜在大脑纵裂内形成大脑镰，在大脑横裂内形成小脑幕。

5. 蛛网膜下隙　为蛛网膜与软膜之间的间隙，内含脑脊液。

（二）脑的动脉

在脑血管标本和模型上观察各脑血管的位置、分支及分布区域。

1. 来源　脑的动脉主要有两个来源，即颈内动脉和椎动脉，二者发出分支分别构成颈内动脉系统和椎基底动脉系统，二者的供应区域大致以顶枕沟为界。

2. 颈内动脉系统　主要供应大脑半球前2/3和间脑的前部，其主要分支如下。

（1）大脑前动脉：沿胼胝体上缘向后行，分布于顶枕沟以前的大脑半球内侧面和额顶两叶上外侧面上缘。

图5-54 大脑中动脉中央支

（2）大脑中动脉：沿大脑外侧沟向后行，供应大脑半球上外侧面的大部分。其中央发出分支，穿入脑实质，供应尾状核、豆状核和内囊。

（3）后交通动脉：与大脑后动脉吻合。

3. 椎动脉　发自锁骨下动脉，向上穿颈椎横突孔，经枕骨大孔入颅腔。两侧椎动脉于脑桥腹侧汇合为一条基底动脉。其主要分支为大脑后动脉，供应大脑枕叶、颞叶下面及内侧面。

图5-55 大脑动脉环

4. 大脑动脉环　又称Willis环。

（1）位于蝶鞍上面环绕视交叉、灰结节及乳头体周围。

（2）由前交通动脉、两侧大脑前动脉起始段、两侧颈内动脉末端、两侧后交通动脉和两侧大脑后动脉的起始段构成。

（三）脑脊液及其循环

在脑正中矢状切面标本上观察以下内容。

1. 脑室系统的组成　即位于端脑内的侧脑室、两侧背侧丘脑和下丘脑间的第三脑室、脑干与小脑间的第四脑室，以及侧脑室与第三脑室间的室间孔、第三脑室与第四脑室间的中脑水管、第四脑室正中孔和外侧孔。

2. 脑脊液循环　侧脑室 →（室间孔）→ 第三脑室 → 中脑水管 → 第四脑室 →（第四脑室正中孔和外侧孔）→ 蛛网膜下隙 →（蛛网膜粒）→上矢状窦→静脉。

（丁茂超）

复习思考题

1. 大脑中动脉主要供应脑内哪些重要区域？如果发生梗死或破裂出血，可能会出现哪些症状？
2. 临床上行腰椎穿刺术时，一般在哪个部位进行？针尖从皮肤直至终池，要经过哪些结构？

数字课程学习……

自测题　教学 PPT

实验报告

1. 试述脑脊液的产生及循环途径。

2. 试述大脑前、中、后动脉的行径及主要供血区。

3. 看图填空。

1. ________ 2. ________ 3. ________ 4. ________ 5. ________

6. ________ 7. ________ 8. ________ 9. ________ 10. ________

11. ________ 12. ________ 13. ________ 14. ________ 15. ________

16. ________ 17. ________ 18. ________ 19. ________ 20. ________

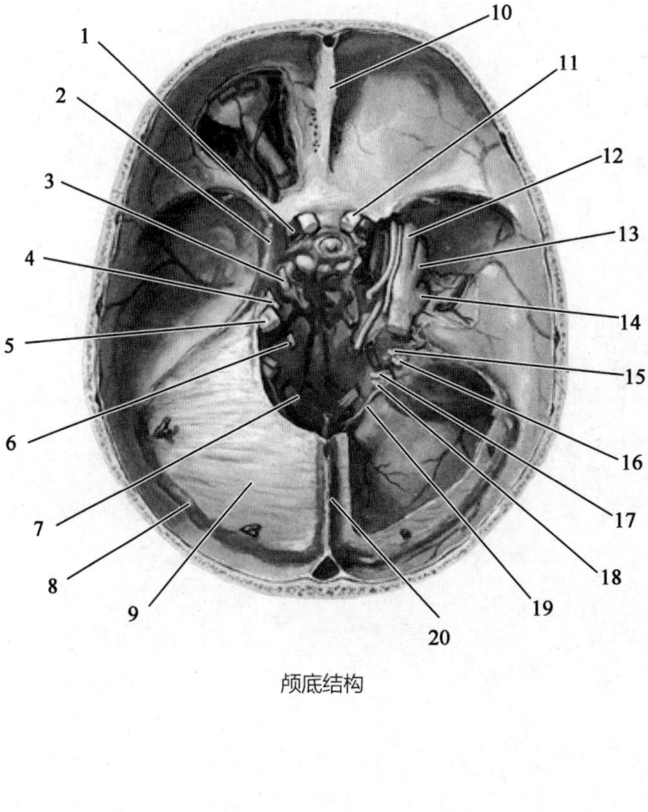

颅底结构

实验二十四

内分泌系统

关键词

甲状腺　　肾上腺　　垂体　　甲状旁腺　　胸腺
松果体　　性腺

内分泌系统由内分泌腺和内分泌组织组成，它们能产生哪些激素？这些激素是如何调控生殖、生长发育和各种代谢活动的？巨人症、矮小症是何原因造成的？本实验重点观察各内分泌腺的位置、形态，通过了解其功能，引导你去揭开上述问题的谜底。

【实验要点】

1. 甲状腺、肾上腺及垂体的形态及位置。
2. 甲状旁腺、胸腺和松果体的形态及位置。
3. 胰岛、性腺的形态及位置。

【实验内容与方法】

1. 垂体　在头颅正中矢状切面标本和颅底标本上结合模型观察。

（1）观察垂体窝上方的鞍膈及鞍膈上的小孔，小孔内有漏斗通过。

ⓔ图6-1 脑垂体、松果体

（2）去除鞍膈观察垂体的位置及形态，将垂体取出，观察垂体的大小（似黄豆）及分部（腺垂体和神经垂体）。

（3）理解垂体肿大时可压迫周围的哪些器官？相应产生何种症状？

（4）理解腺垂体分泌生长激素过多可致巨人症，各种原因导致的生长激素分泌不足可致矮小症（侏儒症）。

2. 甲状腺　在颈部标本和模型上观察。

（1）位置：甲状腺贴附于喉和气管上部的两侧及前方，左、右侧叶上达甲状软骨的中部，下抵第6气管软骨环水平。两侧叶之间的峡部位于第2～4气管软骨环的前方。

（2）形态：呈“H”形，由2个侧叶和峡部组成，用镊子于甲状腺表面分离其被膜，外层致密称甲状腺鞘，发出部分纤维将侧叶及峡部固定于喉和气管上，该部分纤维称甲状腺悬韧带。内层是甲状腺囊，极薄，可伸入腺体实质，囊与鞘之间为囊鞘间隙（外科间隙），内有血管及其分支。

ⓔ图6-2 甲状腺和甲状旁腺

（3）理解甲状腺的功能及临床意义。理解甲状腺功能低下或亢进时的临床表现。甲状腺肿大时可压迫周围哪些器官？产生哪些症状？

3. 甲状旁腺

（1）在颈部标本上翻起甲状腺，观察其背面有2对黄豆大小的腺体即甲状旁腺。

（2）上对甲状旁腺较恒定，可在甲状腺侧叶后面中、上1/3交界处寻找。

（3）下对甲状旁腺不恒定，其数目及位置变化较大，有时可埋入甲状腺实质内。

（4）理解临床上做甲状腺次全切除术时，一定要保留甲状腺侧叶的后部，目的是避免甲状旁腺被切除。

4. 肾上腺　在腹后壁标本和模型上观察。

（1）位置：肾的内上方。

ⓔ图6-3 肾上腺

（2）形态：左侧呈半月形，右侧呈三角形。

5. 松果体　在幼儿脑正中矢状切标本上观察。

（1）位置：第三脑室后方和背侧丘脑上方。

（2）形态：呈绿豆大小的椭圆形小体，并借其柄连于第三脑室顶的后部。成人松果体已钙化，丧失功能，理解松果体分泌激素的作用及钙化松果体在诊断颅内占位性病变中的意义。

6. 胸腺　在幼童大体标本上观察。

（1）位置：胸腺位于胸骨柄后方和上纵隔的大血管前方。

（2）形态：常为长条形不对称的两叶，有时可向上突至颈根部，成年后通常被结缔组织替代，不易观察到。新生儿及幼儿时期胸腺的体积较大，随年龄增长继续发育至青春期，性成熟后体积最大，而后逐渐萎缩退化，成年后腺组织被结缔组织、脂肪等替代。

ⓔ图6-4 胸腺

7. 睾丸　游离睾丸标本观察。

（1）位置：男性阴囊内。

（2）形态：呈扁卵圆形，纵行切开可见表面的白膜伸入形成间隔，将睾丸分成睾丸小叶，内有生精小管，其间存在间质细胞，可分泌雄激素。

（3）理解雄激素的作用及输精管结扎后对雄激素的释放有无影响。

8. 卵巢　在女性盆腔正中矢状切标本上观察。

（1）位置：在髂内、外动脉夹角处（卵巢窝）。

（2）形态：卵巢呈扁卵圆形，将其纵行剖开后可见内面的卵泡及黄体等，卵泡壁的细胞和黄体可分泌雌激素和孕激素，理解激素的作用及临床意义。

9. 胰岛　在大体标本上观察。

（1）位置：翻起胃观察其后方呈横位的胰。

（2）形态：取出胰观察其内散在的细胞团，胰尾部较多，但肉眼不易观察到，理解其分泌激素的作用及临床意义。

（崔怀瑞）

复习思考题

1. 内分泌腺分泌的激素有哪些功能？
2. 内分泌腺分泌的激素对性功能有何影响？

数字课程学习……

自测题　教学 PPT

实验报告

1. 试述垂体、肾上腺的形态及位置。

2. 试述甲状腺、甲状旁腺的形态及位置。

主要参考文献

[1] 黄文华，陆地 . 系统解剖学 [M]. 3 版 . 北京：高等教育出版社，2024.

[2] 崔慧先，刘学政 . 系统解剖学 [M]. 10 版 . 北京：人民卫生出版社，2024.

[3] 李文春，陈龙菊 . 系统解剖学实训指导 [M]. 北京：科学出版社，2022.